骨粗鬆症標準用語集

一般社団法人 日本骨粗鬆症学会 編

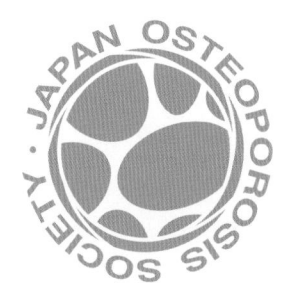

ライフサイエンス出版

全身の骨

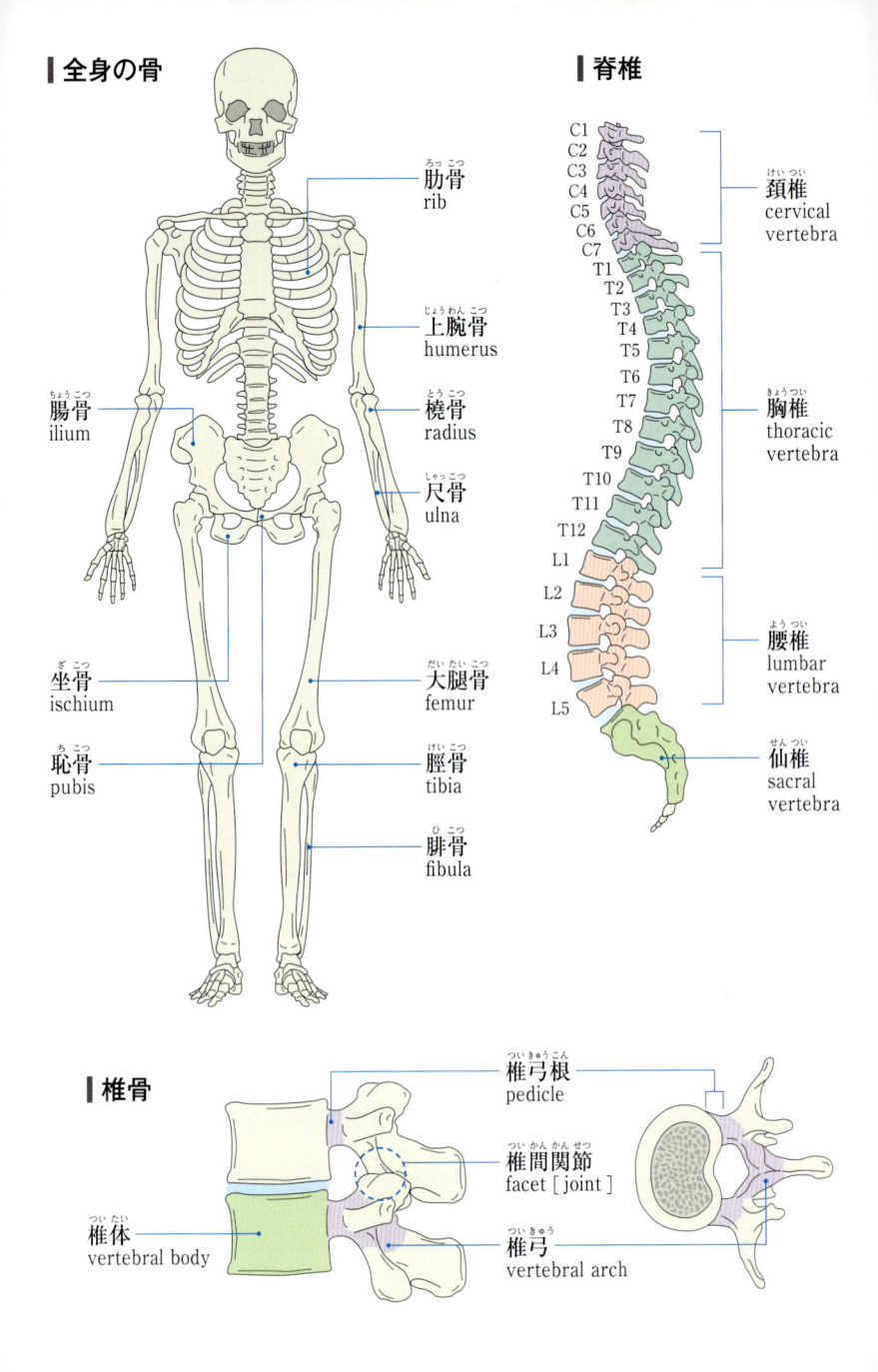

- 肋骨 rib
- 上腕骨 humerus
- 腸骨 ilium
- 橈骨 radius
- 尺骨 ulna
- 坐骨 ischium
- 大腿骨 femur
- 恥骨 pubis
- 脛骨 tibia
- 腓骨 fibula

脊椎

- C1〜C7 頚椎 cervical vertebra
- T1〜T12 胸椎 thoracic vertebra
- L1〜L5 腰椎 lumbar vertebra
- 仙椎 sacral vertebra

椎骨

- 椎弓根 pedicle
- 椎間関節 facet [joint]
- 椎体 vertebral body
- 椎弓 vertebral arch

大腿骨近位部

- 大転子 greater trochanter
- 大腿骨頭 femoral head
- 大腿骨頚部 femoral neck
- 小転子 lesser trochanter

手の骨

- 中手骨 metacarpal bone
- 橈骨 radius
- 尺骨 ulna

足の骨

- 脛骨 tibia
- 腓骨 fibula
- 踵骨 calcaneus

骨組織

- 骨端 epiphysis
- 骨幹端 metaphysis
- 骨幹 diaphysis
- 骨端線 epiphyseal line
- 海綿骨 cancellous bone/spongy bone/trabecular bone
- 長管骨 long bone
- 骨単位 osteon
- 血管 blood vessel
- ハバース管 haversian canal
- 骨膜 periosteum
- フォルクマン管 Volkmann's canal
- 皮質骨 cortical bone

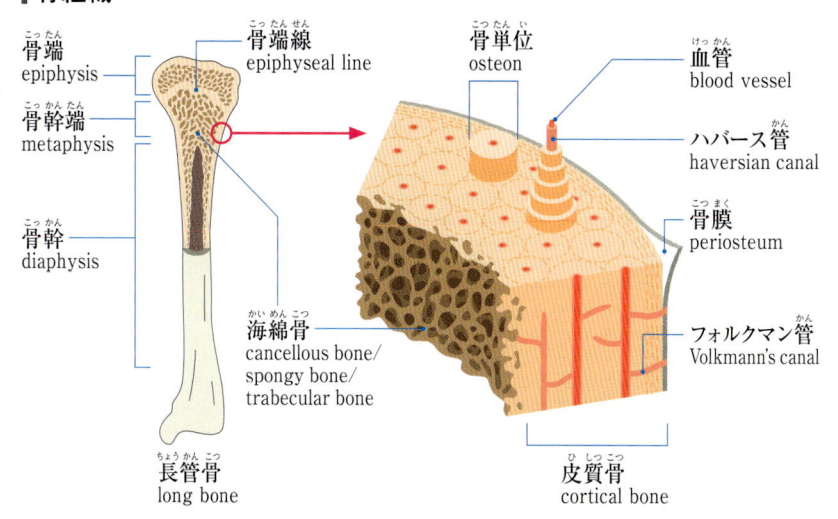

DXAによる大腿骨近位部骨評価の領域

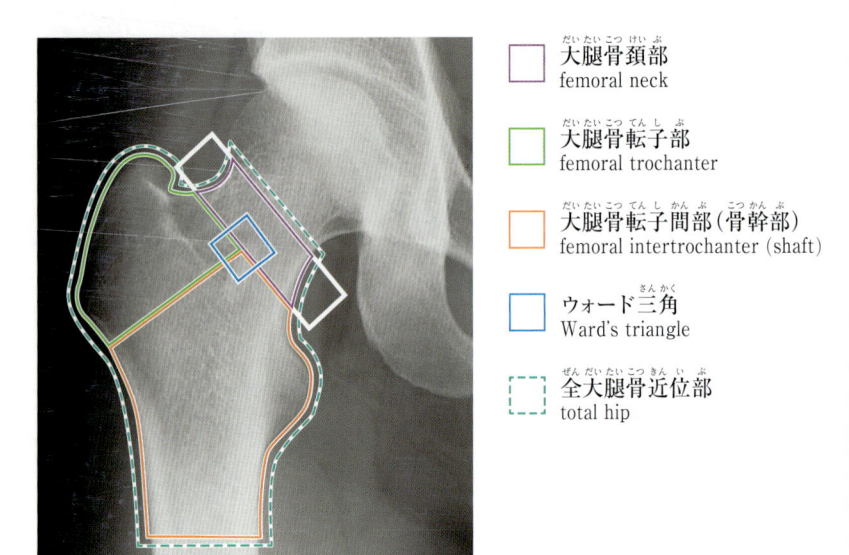

- 大腿骨頸部 (だいたいこつけいぶ)
  femoral neck
- 大腿骨転子部 (だいたいこつてんしぶ)
  femoral trochanter
- 大腿骨転子間部（骨幹部）(だいたいこつてんしかんぶ（こっかんぶ）)
  femoral intertrochanter (shaft)
- ウォード三角 (さんかく)
  Ward's triangle
- 全大腿骨近位部 (ぜんだいたいこつきんいぶ)
  total hip

大腿骨近位部骨折の部位

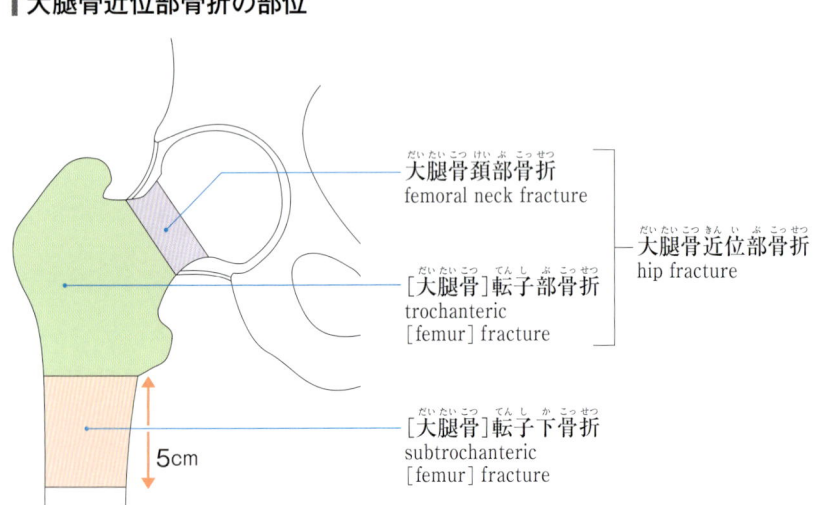

- 大腿骨頸部骨折 (だいたいこつけいぶこっせつ)
  femoral neck fracture
- ［大腿骨］転子部骨折 (だいたいこつてんしぶこっせつ)
  trochanteric [femur] fracture

  ─大腿骨近位部骨折 (だいたいこつきんいぶこっせつ)
  hip fracture

- ［大腿骨］転子下骨折 (だいたいこつてんしかこっせつ)
  subtrochanteric [femur] fracture

5cm

骨粗鬆症標準用語集

Standard Terminology for Osteoporosis
© Japan Osteoporosis Society, 2014
Published by Life Science Publishing, Co., Ltd., Tokyo, 2014

序

　日本骨粗鬆症学会では骨粗鬆症の治療率と治療継続率の向上を図る目的で、患者さんと医師をコーディネートするメディカルスタッフの育成を目指し、2012年から年2回「骨粗鬆症リエゾンサービス・セミナー」を開講しています。このコーディネーターは「骨粗鬆症マネージャー」と呼ばれ、2014年10月に第1回の認定試験を実施することになりました。

　このセミナーの教材作成にあたり、骨粗鬆症の用語には同義語や類義語が多く、関連各領域でそれらが不統一のまま使われている現状があらためて浮き彫りにされ、本学会が統一見解を示さないかぎり、骨粗鬆症の用語の統一・標準化はなされないのではないかと危惧されました。骨粗鬆症マネージャーの誕生により、骨粗鬆症診療がさらに進展することが期待されますが、その際にも用語の標準化は不可欠です。そこで、白木正孝副理事長と相談のうえ、用語集作成委員会を立ち上げました。岩本潤委員長と鈴木敦詞副委員長にはご多用の中、短期間に精力的かつ緻密にまとめ上げていただいたことに感謝いたします。

　また、用語集の本来の趣旨と目的に即して、学会誌への投稿をはじめ、学術論文や教科書、ガイドライン、公的文書などの執筆作成にあたっても、本用語集を手引きとして使用されることが望まれます。それが、ひいては骨粗鬆症の研究と診療の全般にわたる発展に寄与することを願っています。

　2014年3月

一般社団法人 日本骨粗鬆症学会理事長

太田博明

刊行にあたって

　本用語集刊行の目的は、近年、骨粗鬆症の研究と臨床に従来よりも幅広い分野の専門家と医療従事者が参画するようになった状況に鑑み、用語とその表記に関する本学会の統一見解を提示し、関連諸団体と医学・医療関係者への周知・普及を図ることである。したがって本用語集の対象は、骨粗鬆症を専門とする医師・研究者のみならず、一般の臨床医や医療スタッフ、医学部と医療関連学部の学生を含むものである。

　収録する用語の選択にあたっては、まず骨粗鬆症のガイドラインや診断基準、教科書類を中心に候補を約1800語収集し、この中から収録すべきと思われる用語を約1000語選んだ。そして同義語を整理しながら、これを約750語に絞った。選択の基準は以下のとおりである。

1. 骨粗鬆症に関連して頻繁に使用される基本的な用語を収録した。
    - 骨格、骨組織、骨代謝に関する用語
    - 骨粗鬆症の病態・診断・予防・治療に関する用語
    - 骨粗鬆症との鑑別対象となる類縁疾患、続発性骨粗鬆症の原因
2. 一般的な医学医療用語などのうち、骨粗鬆症に関連して頻繁に用いられる少数の用語を収録した。
3. 以下の用語は英和編・和英編には収録しなかった。
    - 薬物一般名と薬物治療の用語（剤形、処方、一般的副作用など）
    - 固有名詞

　最終的に収録語数は英語が約760、日本語が約730となった。なお、英略語を独立した略語編にまとめた。

　見出し語と訳語の決定に際しては、『日本医学会 医学用語辞典 英和第3版』、および同オンライン版（第4版）との整合性に留意した。また、

整形外科学、内科学、内分泌学、産科婦人科学、リウマチ学など、他の医学専門領域の用語集も参照した。骨形態計測のパラメーターは日本骨形態計測学会の「骨の組織学的形態計測法における日本語用語（2013年版）」（日本骨形態計測学会雑誌 2014;24:1-8）に準じた。英語の同義語に関してはMEDLINEを利用し、英語論文での使用頻度などを調査して参考とした。

巻頭の口絵では英和編・和英編に収録した用語についての視覚的な理解を助けるため、骨と骨格、骨組織の構造などを図で示した。巻末には用語解説編を設け、概念の広い用語、類義語や関連語の多い用語、議論の多い用語などについて、その意味を整理して示し、研究・教育・学習の便に供した。また、資料として骨粗鬆症関連治療薬と骨代謝マーカーの分類一覧を掲載した。

書名を『骨粗鬆症標準用語集』としたのは、内科系と外科系の諸専門領域による学際的な分野であるがゆえに、これまで困難であった骨粗鬆症の用語の統一・標準化が本書によって一気に加速されることへの期待を込めたものである。

本学会理事会構成メンバーの方々には短期間に集中して内容を検討していただいたことに感謝申しあげる次第である。内容の一部については全関係者の合意が必ずしも得られなかったが、委員会の責任において決定させていただいたことをご理解いただきたい。

2014年3月

　　　　　　　　日本骨粗鬆症学会標準用語集作成委員会
　　　　　　　委 員 長　岩本　潤
　　　　　　　副委員長　鈴木敦詞
　　　　　　　委　　員　石橋英明　　太田博明　　黒田龍彦
　　　　　　　　　　　　五來逸雄　　白木正孝　　三浦雅一
　　　　　　　　　　　　三木隆己

凡　例

見出し語と訳語

1. 英和編と略語編では見出し語をアルファベット順に配列し、2つ以上の単語からなる見出し語は1語ごとに順位づけした。ハイフンはスペースとみなし、ギリシャ文字は無視した。

2. 英和編で見出し語が修飾語＋被修飾語の関係にある2つ以上の単語からなり、被修飾語が別に見出し語となっている場合は、その見出し語（被修飾語）の副見出し語としても収録した（例：clinical fracture は見出し語 fracture の副見出し語）。副見出し語の配列は見出し語の配列法に準じた。

3. 和英編では見出し語を50音順に配列した。日本語中の英数字やギリシャ文字などは標準的な読みに置き換え（例：A→えー、I 型→いちがた）、長音記号（ー）やハイフンは無視した。

4. 漢字に2とおりの読み方がある場合、代替の読みを（　）で示し、和英編ではどちらの読みでも見出し語としたが、（　）内の読みを無視して配列した。

5. 1つの見出し語に対して2つ以上の同義の訳語がある場合、それらの同義語を原則として50音順・アルファベット順に配列し、カンマで区切った。同義語は原則として3語までとした。

6. 英和編での訳語はすべて和英編での見出し語とし、同様に和英編での訳語はすべて英和編での見出し語とした。

表記法

1. 英語の綴りは米国式を採用した。

2. ハイフンは英語での一般的な使用法にしたがい、①略語の前後（例：X-ray）、②形容詞や分詞で終わる語句が全体として名詞の修飾語となる場合に限った（例：bone-specific, drug-induced）。接頭辞の後のハイフンは省略し、名詞で終わる語句の場合はハイフンを用いずにスペースで区切った（例：end product）。ただし、2つの名詞が意味のうえで同格の場合にはハイフンを用いたものもあ

り、その場合は対応する日本語でもハイフンを用いた(例：wall-occiput distance 壁-後頭骨間距離)。また、骨形態計測などの専門領域で定められた表記にしたがったものもある(例：inter-labels thickness)。
3. 外国人名や外来語の日本語表記は『日本医学会 医学用語辞典』に準じた。
4. 常用漢字以外の漢字の使用範囲と字体は原則として『日本医学会 医学用語辞典』に準じた。

記号の意味

1. [　]内の語句や文字は省略可能であることを示す。[　]内を省略した形で見出し語として配列する場合も、[　]内を省略せずに細字で示した(例：「H」の部では [medical] **history taking**)。
2. (　)内の語句は、直前の語句の代わりに用いることが可能であることを示す。原則としてすべての可能な形で見出し語としたが、それらが接近して配列される場合は最初の形のみを見出し語とした。英和編と和英編で英語の略語もフルスペルの後に(　)で示したが、略語は英和編で見出し語としなかった。
3. 《複》は不規則変化の複数形、《形》は形容詞・分詞などの形容語であることを示す。《　》はその他に補足説明として、特定の専門領域の用語であること、同一の物質や疾患を指す別称などを示すのに用いた。
4. *を付した見出し語は用語解説編に解説があることを示す。

英和編

A

abnormal posture	異常姿勢 いじょうしせい
absorbed energy	吸収エネルギー きゅうしゅうえねるぎー
acid phosphatase (ACP)	酸ホスファターゼ さんほすふぁたーぜ
tartrate-resistant acid phosphatase (TRACP)	酒石酸抵抗性酸ホスファターゼ しゅせきさんていこうせいさんほすふぁたーぜ
activation phase	活性化相 かっせいかそう《骨リモデリング》
active vitamin D	活性型ビタミン D かっせいがたびたみんでぃー
adherence	アドヒアランス
adipocyte	脂肪細胞 しぼうさいぼう
adipocytokine	アディポサイトカイン
adipokine	アディポカイン
adiponectin	アディポネクチン
adjusted apposition rate (Aj.AR)	補正石灰化速度 ほせいせっかいかそくど《骨形態計測》
adrenocorticosteroid	副腎皮質ステロイド ふくじんひしつすてろいど
advanced glycation end product[s] (AGE[s]) *	終末糖化産物 しゅうまつとうかさんぶつ
adverse effect	有害作用 ゆうがいさよう
adverse event	有害事象 ゆうがいじしょう
adverse reaction	有害反応 ゆうがいはんのう
adynamic bone disease (ABD)	無形成骨症 むけいせいこつしょう
aerobic exercise	有酸素運動 ゆうさんそうんどう
AGE crosslink *	AGE 架橋 えーじーいーかきょう
aged type crosslink *	老化[型]架橋 ろうか[がた]かきょう
alcoholism	アルコール依存症 あるこーるいぞんしょう
alkaline phosphatase (ALP)	アルカリホスファターゼ
bone[-specific] alkaline phosphatase (B[S]AP)	骨型アルカリホスファターゼ こつがたあるかりほすふぁたーぜ

tissue-nonspecific alkaline phosphatase	組織非特異的アルカリホスファターゼ そしきひとくいてきあるかりほすふぁたーぜ
aluminum-related bone disease	アルミニウム関連骨症 あるみにうむかんれんこつしょう
amenorrhea	無月経 むげっけい
anabolic	アナボリック，同化 どうか《形》
[bone] anabolic agent	骨形成促進薬 こつけいせいそくしんやく
anaerobic exercise	無酸素運動 むさんそうんどう
androgen-dependent prostate cancer	アンドロゲン依存性前立腺癌 あんどろげんいぞんせいぜんりつせんがん
androgen deprivation therapy (ADT)	アンドロゲン遮断療法 あんどろげんしゃだんりょうほう
anorexia nervosa	神経性食思（食欲）不振症 しんけいせいしょくし（しょくよく）ふしんしょう
anti-RANKL antibody	抗RANKL抗体 こうらんくるこうたい
[bone] antiresorptive agent (drug)	骨吸収抑制薬 こつきゅうしゅうよくせいやく
antiresorptive agent-related osteonecrosis of the jaw (ARONJ)	骨吸収抑制薬関連顎骨壊死 こつきゅうしゅうよくせいやくかんれんがっこつえし
antisclerostin antibody	抗スクレロスチン抗体 こうすくれろすちんこうたい
apoplexy	脳卒中 のうそっちゅう
apoptosis	アポトーシス
area of interest (AOI)	［測定］関心領域 ［そくてい］かんしんりょういき《骨量測定の》
areal bone mineral density (aBMD)*	面積骨密度 めんせきこつみつど
aromatase	アロマターゼ
aromatase inhibitor	アロマターゼ阻害薬 あろまたーぜそがいやく
arterial calcification	動脈［壁］石灰化 どうみゃく［へき］せっかいか
arteriosclerosis	動脈硬化［症］ どうみゃくこうか［しょう］
arthralgia	関節痛 かんせつつう

artificial menopause	人工閉経 じんこうへいけい
ascorbic acid	アスコルビン酸 あすこるびんさん《＝ビタミンC》
atherosclerosis	粥状硬化［症］じゅくじょうこうか［しょう］
atrial fibrillation (Af)	心房細動 しんぼうさいどう
atypical femoral fracture	非定型［的］大腿骨骨折 ひていけい［てき］だいたいこつこっせつ
atypical fracture	非定型［的］骨折 ひていけい［てき］こっせつ
axial bone	躯幹骨 くかんこつ

B

back [muscle] exercise	背筋運動 はいきんうんどう
back pain	背部痛 はいぶつう
balance exercise	バランス運動 ばらんすうんどう
balance training	バランス訓練 ばらんすくんれん
Basedow's disease	バセドウ病 ばせどうびょう
basic multicellular unit (BMU)	基本多細胞単位 きほんたさいぼうたんい
bending load	曲げ荷重（負荷）まげかじゅう（ふか）
Billroth II	ビルロートII法 びるろーとにほう
biological agent (product)	生物学的製剤 せいぶつがくてきせいざい
bisphosphonate (BP)	ビスホスホネート
nitrogen-containing bisphosphonate	窒素含有ビスホスホネート ちっそがんゆうびすほすほねーと
bisphosphonate-related osteonecrosis of the jaw (BRONJ)	ビスホスホネート関連顎骨壊死 びすほすほねーとかんれんがっこつえし
body mass index (BMI)	BMI びーえむあい
bone	骨 こつ（ほね）

axial bone	躯幹骨 くかんこつ
cancellous bone	海綿骨 かいめんこつ
compact bone	緻密骨 ちみつこつ
cortical bone	皮質骨 ひしつこつ
fibrous dysplasia of bone	線維性骨異形成症 せんいせいこついけいせいしょう
forearm bone	前腕骨 ぜんわんこつ
long bone	長管骨 ちょうかんこつ
lower leg bone	下腿骨 かたいこつ
metacarpal bone	中手骨 ちゅうしゅこつ
nonweight-bearing bone	非荷重骨 ひかじゅうこつ
Paget's disease of bone	骨パジェット病 こつぱじぇっとびょう
pelvic bone	骨盤骨 こつばんこつ
peripheral bone	末梢骨 まっしょうこつ
pubic bone	恥骨 ちこつ
spongy bone	海綿骨 かいめんこつ
trabecular bone	海綿骨 かいめんこつ
trunk bone	躯幹骨 くかんこつ
weight-bearing bone	荷重骨 かじゅうこつ
bone affinity	骨親和性 こつしんわせい
bone[-specific] alkaline phosphatase (B[S]AP)	骨型アルカリホスファターゼ こつがたあるかりほすふぁたーぜ
[bone] anabolic agent	骨形成促進薬 こつけいせいそくしんやく
[bone] antiresorptive agent (drug)	骨吸収抑制薬 こつきゅうしゅうよくせいやく
bone architecture (structure)	骨構造 こつこうぞう
bone assessment *	骨評価 こつひょうか
bone atrophy	骨萎縮 こついしゅく
bone biopsy	骨生検 こつせいけん
bone bruise	骨挫傷 こつざしょう
bone calcification *	骨石灰化 こつせっかいか
bone canaliculus	骨細管 こつさいかん
bone cavity	骨小腔 こつしょうくう

bone cement	骨セメント こつせめんと
bone [mineral] density	骨密度 こつみつど
bone dynamics	骨動態 こつどうたい
bone formation	骨形成 こつけいせい
bone formation marker	骨形成マーカー こつけいせいまーかー
[bone] formation promoting agent (drug)	骨形成促進薬 こつけいせいそくしんやく
bone formation rate (BFR)	骨形成速度 こつけいせいそくど《骨形態計測》
[bone] fracture	骨折 こっせつ
bone fragility	骨脆弱性 こつぜいじゃくせい
bone fragment	骨片 こっぺん
bone geometry	骨ジオメトリー こつじおめとりー
bone Gla protein (BGP)	骨グラ蛋白［質］こつぐらたんぱく［しつ］《＝オステオカルシン》
bone histomorphometry	骨組織形態計測［法］こつそしきけいたいけいそく［ほう］
bone marrow	骨髄 こつずい
bone marrow edema	骨髄浮腫 こつずいふしゅ
bone mass *	骨量 こつりょう
peak bone mass (PBM)	最大骨量 さいだいこつりょう
bone mass assessment	骨量評価 こつりょうひょうか
bone mass measurement *	骨量測定 こつりょうそくてい
bone matrix *	骨基質 こつきしつ
bone matrix protein	骨基質蛋白［質］こつきしつたんぱく［しつ］
bone matrix-related marker	骨マトリックス (基質) 関連マーカー こつまとりっくす (きしつ) かんれんまーかー
bone metabolic (turnover) marker	骨代謝マーカー こつたいしゃまーかー
bone metabolism	骨代謝 こつたいしゃ
bone metastasis	骨転移 こつてんい
bone microarchitecture	骨微細構造 こつびさいこうぞう
bone microdamage	骨微細損傷 こつびさいそんしょう
bone mineral *	骨塩 こつえん, 骨ミネラル こつみねらる

bone mineral content (BMC) *	骨塩量 こつえんりょう
bone [mineral] density (BMD) *	骨密度 こつみつど
areal bone mineral density (aBMD) *	面積骨密度 めんせきこつみつど
low bone mineral density	低骨密度 ていこつみつど
volumetric bone mineral density (vBMD) *	体積骨密度 たいせきこつみつど
bone mineral density measurement	骨密度測定 こつみつどそくてい
bone mineral measurement	骨塩定量 こつえんていりょう
bone mineralization *	骨ミネラル化 こつみねらるか
[bone] mineralized matrix	石灰化基質 せっかいかきしつ
bone modeling	骨モデリング こつもでりんぐ
bone morphogenetic protein (BMP)	骨形成蛋白[質] こつけいせいたんぱく[しつ]
bone morphometry	骨形態計測[法] こつけいたいけいそく[ほう]
bone multicellular unit (BMU)	骨多細胞単位 こつたさいぼうたんい
bone pain	骨痛 こつつう
bone quality	骨質 こつしつ
bone quality deterioration	骨質劣化 こつしつれっか
bone remodeling	骨リモデリング こつりもでりんぐ
bone resorption	骨吸収 こつきゅうしゅう
bone resorption marker	骨吸収マーカー こつきゅうしゅうまーかー
bone resorption rate (BRs.R)	骨吸収速度 こつきゅうしゅうそくど《骨形態計測》
bone[-specific] alkaline phosphatase (B[S]AP)	骨型アルカリホスファターゼ こつがたあるかりほすふぁたーぜ
bone strength	骨強度 こつきょうど
bone structure (architecture)	骨構造 こつこうぞう
bone surface (BS)	骨面 こつめん《骨形態計測》

bone texture analysis	骨テクスチャー解析 こつてくすちゃーかいせき
bone tissue	骨組織 こつそしき
bone turnover	骨代謝回転 こつたいしゃかいてん
bone turnover (metabolic) marker	骨代謝マーカー こつたいしゃまーかー
bone union	骨癒合 こつゆごう
bone-vascular axis	骨−血管相関 こつけっかんそうかん
bone volume (BV)	骨量 こつりょう《骨形態計測》
[cancellous] bone volume ([Cn-]BV)	[海綿]骨量 [かいめん]こつりょう《骨形態計測》
brain (cerebral) infarction	脳梗塞 のうこうそく
breast cancer (carcinoma)	乳癌 にゅうがん
estrogen-dependent breast cancer	エストロゲン依存性乳癌 えすとろげんいぞんせいにゅうがん
broadband ultrasound attenuation (BUA)	[広帯域]超音波減衰係数 [こうたいいき]ちょうおんぱげんすいけいすう
burst[ing] fracture	破裂骨折 はれつこっせつ

C

cadherin	カドヘリン
calcaneus《複 calcanei》	踵骨 しょうこつ
calcification *	石灰化 せっかいか
arterial calcification	動脈[壁]石灰化 どうみゃく[へき]せっかいか
bone calcification *	骨石灰化 こつせっかいか
ectopic calcification	異所性石灰化 いしょせいせっかいか
primary calcification *	一次石灰化 いちじせっかいか
secondary calcification *	二次石灰化 にじせっかいか
vascular calcification	血管石灰化 けっかんせっかいか
calcinosis *	石灰沈着症 せっかいちんちゃくしょう

chronic kidney disease-mineral and bone disorder 9

calcitonin (CT)	カルシトニン
calcitonin gene-related peptide (CGRP)	カルシトニン遺伝子関連ペプチド かるしとにんいでんしかんれんぺぷちど
calcium	カルシウム
calcium absorption	カルシウム吸収 かるしうむきゅうしゅう
calcium balance	カルシウム平衡 かるしうむへいこう
calcium-binding protein	カルシウム結合蛋白［質］ かるしうむけつごうたんぱく［しつ］
calcium deposition *	カルシウム沈着 かるしうむちんちゃく
calcium lactate	乳酸カルシウム にゅうさんかるしうむ
calcium phosphate	リン酸カルシウム りんさんかるしうむ
calcium-regulating hormone	カルシウム調節ホルモン かるしうむちょうせつほるもん
calcium-sensing receptor	カルシウム感知受容体 かるしうむかんちじゅようたい
calisthenics	柔軟体操 じゅうなんたいそう
cancellous bone	海綿骨 かいめんこつ
[cancellous] bone volume ([Cn-]BV)	［海綿］骨量 ［かいめん］こつりょう 《骨形態計測》
γ-carboxyglutamic acid	γ カルボキシグルタミン酸 がんまかるぼきしぐるたみんさん
γ-carboxylation	γ カルボキシル（グラ）化 がんまかるぼきしる（ぐら）か
cartilage	軟骨 なんこつ
catabolic	カタボリック，異化 いか《形》
cathepsin K	カテプシンK かてぷしんけー
cathepsin K inhibitor	カテプシンK阻害薬 かてぷしんけーそがいやく
cement line	セメント線 せめんとせん
cerebral (brain) infarction	脳梗塞 のうこうそく
cervical vertebra	頚椎 けいつい
chronic kidney disease (CKD)	慢性腎臓病 まんせいじんぞうびょう
chronic kidney disease	CKDに伴うミネラル骨代謝異常 しーけーでぃー

(CKD)-mineral and bone disorder (CKD-MBD)	にともなうみねらるこつたいしゃいじょう
chronic obstructive pulmonary disease (COPD)	慢性閉塞性肺疾患 まんせいへいそくせいはいしっかん
climacteric disturbance	更年期障害 こうねんきしょうがい
climacteric symptom	更年期症状 こうねんきしょうじょう
climacterium	更年期 こうねんき
clinical fracture *	臨床骨折 りんしょうこっせつ
clinical vertebral [body] fracture *	臨床椎体骨折 りんしょうついたいこっせつ
coefficient of variation (CV)	変動係数 へんどうけいすう
collagen	コラーゲン
collagen crosslink	コラーゲン架橋 こらーげんかきょう
collapse	圧潰 あっかい
femoral head collapse	大腿骨頭圧潰 だいたいこっとうあっかい
comminuted fracture	粉砕骨折 ふんさいこっせつ
compact bone	緻密骨 ちみつこつ
complete fracture *	完全骨折 かんぜんこっせつ
compliance	コンプライアンス，服薬順守 ふくやくじゅんしゅ
compression fracture	圧迫骨折 あっぱくこっせつ
compressive strength	圧縮強度 あっしゅくきょうど
computed (computerized) tomography (CT)	コンピューター断層撮影［法］こんぴゅーただんそうさつえい［ほう］
peripheral quantitative computed tomography (pQCT)	末梢骨 QCT（定量的コンピューター断層撮影）［法］まっしょうこつきゅーしーてぃー（ていりょうてきこんぴゅーただんそうさつえい）［ほう］
quantitative computed tomography (QCT)	定量的コンピューター断層撮影［法］ていりょうてきこんぴゅーただんそうさつえい［ほう］，QCT 法 きゅーしーてぃーほう
continuation (persistense) rate	服薬継続率 ふくやくけいぞくりつ

dietetics 11

coronary [artery] disease (CAD)	冠動脈疾患 かんどうみゃくしっかん
cortical bone	皮質骨 ひしつこつ
cortical porosity (Ct.P)	皮質骨多孔率 ひしつこつたこうりつ《骨形態計測》
cortical thickness (Ct.Th)	皮質骨幅 ひしつこつはば《骨形態計測》
coupling	カップリング，共役 きょうやく
Crohn's disease	クローン病 くろーんびょう
crush fracture	圧壊骨折 あっかいこっせつ
Cushing's syndrome	クッシング症候群 くっしんぐしょうこうぐん
cytokine	サイトカイン
[pro]inflammatory cytokine	炎症性サイトカイン えんしょうせいさいとかいん

D

daily (interday) variation	日間変動 にっかんへんどう
deep vein (venous) thrombosis (DVT)	深部静脈血栓症 しんぶじょうみゃくけっせんしょう
degenerative arthritis	変形性関節症 へんけいせいかんせつしょう
delayed union	[骨折]遷延治癒 [こっせつ]せんえんちゆ
dementia	認知症 にんちしょう
deoxypyridinoline (DPD)	デオキシピリジノリン
diabetes [mellitus] (DM)	糖尿病 とうにょうびょう
diagnostic imaging	画像診断 がぞうしんだん
diaphyseal femoral fracture	大腿骨骨幹部骨折 だいたいこつこっかんぶこっせつ
diaphyseal fracture	骨幹部骨折 こっかんぶこっせつ
diaphysis《複 diaphyses》	骨幹 こっかん
diet therapy	食事療法 しょくじりょうほう
dietary supplement	栄養補助食品 えいようほじょしょくひん
dietetics	食事療法 しょくじりょうほう

displacement	転位 てんい 《骨片の》
distal forearm fracture	前腕骨遠位端骨折 ぜんわんこつえんいたんこっせつ
distal radius fracture	橈骨遠位端骨折 とうこつえんいたんこっせつ
disuse osteoporosis	廃用性骨粗鬆症 はいようせいこつそしょうしょう
disuse syndrome	廃用症候群 はいようしょうこうぐん
diurnal variation	日内変動 にちないへんどう
double labeled surface (dLS)	二重標識面 にじゅうひょうしきめん 《骨形態計測》
drug-induced osteoporosis	薬物［誘発］性骨粗鬆症 やくぶつ［ゆうはつ］せいこつそしょうしょう
dual energy X-ray absorptiometry (DXA)	二重エネルギーX（エックス）線吸収［測定］法 にじゅうえねるぎーえっくすせんきゅうしゅう［そくてい］ほう
dual photon absorptiometry (DPA)	二重光子吸収［測定］法 にじゅうこうしきゅうしゅう［そくてい］ほう
dyslipidemia	脂質異常症 ししついじょうしょう

E

ectopic calcification	異所性石灰化 いしょせいせっかいか
elasticity	弾性 だんせい
endurance training	持久性訓練 じきゅうせいくんれん
enzymatic crosslink *	酵素的架橋 こうそてきかきょう
epiphyseal closure	骨端線閉鎖 こったんせんへいさ
epiphyseal line	骨端線 こったんせん
epiphysis 《複 epiphyses》	骨端 こったん
eroded surface (ES)	浸食面 しんしょくめん 《骨形態計測》
estrogen-dependent breast cancer	エストロゲン依存性乳癌 えすとろげんいぞんせいにゅうがん
estrogen receptor	エストロゲン受容体 えすとろげんじゅようたい
exercise prescription	運動処方 うんどうしょほう

exercise therapy	運動療法 うんどうりょうほう
exodontia	抜歯 ばっし

F

facet [joint]	椎間関節 ついかんかんせつ
fall	転倒 てんとう
family history	家族歴 かぞくれき
fat free mass	除脂肪体重 じょしぼうたいじゅう
fate of drug	薬物動態 やくぶつどうたい
fatigue (stress) fracture	疲労骨折 ひろうこっせつ
female sex hormone	女性ホルモン じょせいほるもん
femoral fracture	大腿骨骨折 だいたいこつこっせつ
atypical femoral fracture	非定型[的]大腿骨骨折 ひていけい[てき]だいたいこつこっせつ
diaphyseal femoral fracture	大腿骨骨幹部骨折 だいたいこつこっかんぶこっせつ
femoral head	大腿骨頭 だいたいこっとう
femoral head collapse	大腿骨頭圧潰 だいたいこっとうあっかい
femoral head necrosis	大腿骨頭壊死[症] だいたいこっとうえし[しょう]
femoral head prosthetic replacement	人工[大腿]骨頭置換術 じんこう[だいたい]こっとうちかんじゅつ
femoral intertrochanter	[大腿骨]転子間部 [だいたいこつ]てんしかんぶ
femoral neck	大腿骨頚部 だいたいこつけいぶ
femoral neck fracture *	大腿骨頚部骨折 だいたいこつけいぶこっせつ
femoral shaft	大腿骨骨幹部 だいたいこつこっかんぶ
femoral shaft fracture	大腿骨骨幹部骨折 だいたいこつこっかんぶこっせつ
femoral trochanter	[大腿骨]転子部 [だいたいこつ]てんしぶ
femur	大腿骨 だいたいこつ
proximal femur	大腿近位部 だいたいこつきんいぶ

fibroblast growth factor (FGF)	線維芽細胞増殖因子	せんいがさいぼうぞうしょくいんし
fibrosis volume (Fb.V)	線維化骨髄量 《骨形態計測》	せんいかこつずいりょう
fibrous dysplasia [of bone]	線維性骨異形成症	せんいせいこついけいせいしょう
fibula	腓骨	ひこつ
finite element analysis (FEA)	有限要素解析	ゆうげんようそかいせき
first choice (line) drug	第一選択薬	だいいちせんたくやく
fish vertebra	魚椎	ぎょつい
fissure fracture *	亀裂骨折	きれつこっせつ
flavonoid	フラボノイド	
folate	葉酸	ようさん
folic acid	葉酸	ようさん
folic acid reductase	葉酸還元酵素	ようさんかんげんこうそ
forearm bone	前腕骨	ぜんわんこつ
formation phase	形成相 《骨リモデリング》	けいせいそう
formation period (FP)	形成期間 《骨形態計測》	けいせいきかん
[bone] formation promoting agent (drug)	骨形成促進薬	こつけいせいそくしんやく
[bone] fracture	骨折	こっせつ
atypical femoral fracture	非定型[的]大腿骨骨折	ひていけい[てき]だいたいこつこっせつ
atypical fracture	非定型[的]骨折	ひていけい[てき]こっせつ
burst[ing] fracture	破裂骨折	はれつこっせつ
clinical fracture *	臨床骨折	りんしょうこっせつ
clinical vertebral [body] fracture *	臨床椎体骨折	りんしょうついたいこっせつ
comminuted fracture	粉砕骨折	ふんさいこっせつ
complete fracture *	完全骨折	かんぜんこっせつ
compression fracture	圧迫骨折	あっぱくこっせつ
crush fracture	圧壊骨折	あっかいこっせつ
diaphyseal femoral	大腿骨骨幹部骨折	だいたいこつこっかんぶこっせつ

fracture
diaphyseal fracture 骨幹部骨折 こっかんぶこっせつ
distal forearm fracture 前腕骨遠位端骨折 ぜんわんこつえんいたんこっせつ
distal radius fracture 橈骨遠位端骨折 とうこつえんいたんこっせつ
fatigue fracture 疲労骨折 ひろうこっせつ
femoral fracture 大腿骨骨折 だいたいこつこっせつ
femoral neck fracture * 大腿骨頚部骨折 だいたいこつけいぶこっせつ
femoral shaft fracture 大腿骨骨幹部骨折 だいたいこつこっかんぶこっせつ
fissure fracture * 亀裂骨折 きれつこっせつ
fragility fracture * 脆弱性骨折 ぜいじゃくせいこっせつ
fresh fracture 新鮮骨折 しんせんこっせつ
greenstick fracture * 若木骨折 わかぎこっせつ
hip fracture * 大腿骨近位部骨折 だいたいこつきんいぶこっせつ
incident fracture * 新規骨折 しんきこっせつ
incomplete fracture * 不完全骨折 ふかんぜんこっせつ
insufficiency fracture * 脆弱性骨折 ぜいじゃくせいこっせつ
intertrochanteric [femur] fracture ［大腿骨］転子間骨折 ［だいたいこつ］てんしかんこっせつ
major osteoporotic fractures 主要骨粗鬆症性骨折 しゅようこつそしょうしょうせいこっせつ
malunited fracture 変形治癒骨折 へんけいちゆこっせつ
morphometric fracture * 形態骨折 けいたいこっせつ
multiple fractures 多発［性］骨折 たはつ［せい］こっせつ
nontraumatic fracture 非外傷性骨折 ひがいしょうせいこっせつ
nonvertebral [body] fracture 非椎体骨折 ひついたいこっせつ
occult fracture * 不顕性骨折 ふけんせいこっせつ
old fracture 陳旧［性］骨折 ちんきゅう［せい］こっせつ
osteoporotic fracture * 骨粗鬆症性骨折 こつそしょうしょうせいこっせつ
pathologic fracture 病的骨折 びょうてきこっせつ
pelvic fracture 骨盤骨折 こつばんこっせつ
pertrochanteric [femur] ［大腿骨］転子貫通骨折 ［だいたいこつ］てんしか

fracture	んつうこっせつ
prevalent fracture *	既存骨折 きそんこっせつ
proximal humerus fracture	上腕骨近位部骨折 じょうわんこつきんいぶこっせつ
shaft fracture	骨幹部骨折 こっかんぶこっせつ
spinal fracture *	脊椎骨折 せきついこっせつ
stress fracture	疲労骨折 ひろうこっせつ
subtrochanteric [femur] fracture	[大腿骨]転子下骨折 [だいたいこつ]てんしかこっせつ
trabecular fracture	骨梁骨折 こつりょうこっせつ
traumatic fracture	外傷性骨折 がいしょうせいこっせつ
trochanteric [femur] fracture *	[大腿骨]転子部骨折 [だいたいこつ]てんしぶこっせつ
unstable fracture	不安定骨折 ふあんていこっせつ
vertebral [body] fracture *	椎体骨折 ついたいこっせつ
fracture line	骨折線 こっせつせん
fracture probability	骨折確率 こっせつかくりつ
fracture risk	骨折リスク こっせつりすく
fracture threshold	骨折閾値 こっせついきち
fragility (insufficiency) fracture *	脆弱性骨折 ぜいじゃくせいこっせつ
fresh fracture	新鮮骨折 しんせんこっせつ

G

gait training	歩行訓練 ほこうくんれん
gastrectomy	胃切除 いせつじょ
gastroesophageal reflux disease (GERD)	胃食道逆流症 いしょくどうぎゃくりゅうしょう
gibbus *	亀背 きはい
glomerular filtration rate	糸球体濾過率 しきゅうたいろかりつ

(GFR)

glucocorticoid (GC)	グルココルチコイド，糖質コルチコイド とうしつこるちこいど
glucocorticoid-induced osteoporosis (GIO)	ステロイド性骨粗鬆症 すてろいどせいこつそしょうしょう
glucose metabolism	糖代謝 とうたいしゃ
glycation	糖化 とうか
GnRH agonist	GnRH 作動薬 じーえぬあーるえいちさどうやく
greater trochanter	大転子 だいてんし
greenstick fracture *	若木骨折 わかぎこっせつ

H

haversian canal	ハバース管 はばーすかん
height loss	身長短縮（低下） しんちょうたんしゅく（ていか）
high turnover osteoporosis	高［代謝］回転型骨粗鬆症 こう［たいしゃ］かいてんがたこつそしょうしょう
hip fracture *	大腿骨近位部骨折 だいたいこつきんいぶこっせつ
hip protector	ヒッププロテクター
history of alcohol intake	飲酒歴 いんしゅれき
[medical] history taking	病歴聴取 びょうれきちょうしゅ
homocysteine (HCY)	ホモシステイン
hormone replacement therapy (HRT)	ホルモン補充療法 ほるもんほじゅうりょうほう
humerus《複 humeri》	上腕骨 じょうわんこつ
hump back *	円背 えんぱい
hydroxyapatite (HA)	ヒドロキシアパタイト
hydroxyproline (HYP)	ヒドロキシプロリン
hydroxypyridinium crosslink	ヒドロキシピリジニウム架橋 ひどろきしぴりじにうむかきょう

hypercalcemia	高カルシウム血症 こうかるしうむけっしょう
hypercalciuria	高カルシウム尿[症] こうかるしうむにょう[しょう]
hyperhomocysteinemia	高ホモシステイン血症 こうほもしすていんけっしょう
hyperparathyroidism	副甲状腺機能亢進症 ふくこうじょうせんきのうこうしんしょう
hyperphosphatemia	高リン[酸]血[症] こうりん[さん]けつ[しょう]
hypertension (HT)	高血圧[症] こうけつあつ[しょう]
hyperthyroidism	甲状腺機能亢進症 こうじょうせんきのうこうしんしょう
hypervitaminosis A	ビタミンA過剰[症] びたみんえーかじょう[しょう]
hypervitaminosis D	ビタミンD過剰[症] びたみんでぃーかじょう[しょう]
hypocalcemia	低カルシウム血症 ていかるしうむけっしょう
hypogonadism	性腺機能低下 せいせんきのうていか
hypophosphatasia	低ホスファターゼ血症 ていほすふぁたーぜけっしょう
hypophosphatemia	低リン[酸]血[症] ていりん[さん]けつ[しょう]
hypovitaminosis	ビタミン欠乏[症] びたみんけつぼう[しょう]

I

idiopathic osteoporosis *	特発性骨粗鬆症 とくはつせいこつそしょうしょう
ilium 《複 ilia》	腸骨 ちょうこつ
immature crosslink *	未熟[型]架橋 みじゅく[がた]かきょう
immobility	不動 ふどう
immobilization	不動化 ふどうか
immobilization osteoporosis	不動性骨粗鬆症 ふどうせいこつそしょうしょう
impact exercise	衝撃荷重運動 しょうげきかじゅううんどう
incidence	発生率 はっせいりつ，罹患率 りかんりつ
incident fracture *	新規骨折 しんきこっせつ
incomplete fracture *	不完全骨折 ふかんぜんこっせつ
inflammatory bowel disease (IBD)	炎症性腸疾患 えんしょうせいちょうしっかん

[pro]inflammatory cytokine	炎症性サイトカイン えんしょうせいさいとかいん
informed consent (IC)	インフォームドコンセント，説明と同意 せつめいとどうい
insufficiency (fragility) fracture *	脆弱性骨折 ぜいじゃくせいこっせつ
insulin-like growth factor (IGF)	インスリン様成長因子 いんすりんようせいちょういんし
interday (daily) variation	日間変動 にっかんへんどう
inter-labels thickness (Ir.L.Th)	標識間幅 ひょうしきかんはば《骨形態計測》
interleukin (IL)	インターロイキン
intertrochanteric [femur] fracture	［大腿骨］転子間骨折 ［だいたいこつ］てんしかんこっせつ
intertrochanteric region	［大腿骨］転子間部 ［だいたいこつ］てんしかんぶ
[medical] interview	医療面接 いりょうめんせつ
involutional osteoporosis	退行期骨粗鬆症 たいこうきこつそしょうしょう《現在は用いない》
ischemic heart disease	虚血性心疾患 きょけつせいしんしっかん
ischium	坐骨 ざこつ
isoflavone	イソフラボン

J

joint	関節 かんせつ
joint pain	関節痛 かんせつつう
jumping exercise	跳躍運動 ちょうやくうんどう
juvenile osteoporosis *	若年性骨粗鬆症 じゃくねんせいこつそしょうしょう

K

kinetic index	動的指標 どうてきしひょう
knee osteoarthritis	変形性膝関節症 へんけいせいしつ(ひざ)かんせつしょう
kyphoplasty	後弯形成術 こうわんけいせいじゅつ
kyphosis *	［脊柱］後弯［症］［せきちゅう］こうわん［しょう］

L

lactose intolerance	乳糖不耐症 にゅうとうふたいしょう
lacuna《複 lacunae》	骨小腔 こつしょうくう
lean body mass (LBM)	除脂肪体重 じょしぼうたいじゅう
least significant change (LSC)	最小有意変化 さいしょうゆういへんか
leptin	レプチン
lesser trochanter	小転子 しょうてんし
LHRH agonist	LHRH作動薬 えるえいちあーるえいちさどうやく
life style	生活習慣 せいかつしゅうかん，ライフスタイル
lifestyle disease-related osteoporosis	生活習慣病関連骨粗鬆症 せいかつしゅうかんびょうかんれんこつそしょうしょう
lifestyle-related disease	生活習慣病 せいかつしゅうかんびょう
lining cell	ライニング細胞 らいにんぐさいぼう
liver disease	肝疾患 かんしっかん
load-displacement curve	荷重-変位曲線 かじゅうへんいきょくせん
localized osteoporosis	限局性骨粗鬆症 げんきょくせいこつそしょうしょう
locomotive syndrome	運動器症候群 うんどうきしょうこうぐん，ロコモティブシンドローム
long bone	長管骨 ちょうかんこつ
lordosis	［脊柱］前弯 ［せきちゅう］ぜんわん

low back pain	腰痛 ようつう
low bone mass *	骨量減少 こつりょうげんしょう，低骨量 ていこつりょう
low bone mineral density	低骨密度 ていこつみつど
low intensity exercise	低強度運動 ていきょうどうんどう
low turnover osteoporosis	低[代謝]回転型骨粗鬆症 てい[たいしゃ]かいてんがたこつそしょうしょう
lower leg bone	下腿骨 かたいこつ
lumbago	腰痛 ようつう
lumbar vertebra	腰椎 ようつい
lysyl oxidase (LOX)	リジルオキシダーゼ

M

magnetic resonance imaging (MRI)	磁気共鳴画像診断法 じききょうめいがぞうしんだんほう
major osteoporotic fractures	主要骨粗鬆症性骨折 しゅようこつそしょうしょうせいこつせつ
malabsorption syndrome	吸収不良症候群 きゅうしゅうふりょうしょうこうぐん
male osteoporosis *	男性骨粗鬆症 だんせいこつそしょうしょう
malignant tumor	悪性腫瘍 あくせいしゅよう
malunion	変形癒合 へんけいゆごう
malunited fracture	変形治癒骨折 へんけいちゆこつせつ
mammary carcinoma	乳癌 にゅうがん
Marfan's syndrome	マルファン症候群 まるふぁんしょうこうぐん
mass [health] examination	[集団]検診 [しゅうだん]けんしん
mass screening	[集団]検診 [しゅうだん]けんしん
material property	材質特性 ざいしつとくせい
matrix Gla protein (MGP)	[骨]基質グラ蛋白[質] [こつ]きしつぐらたんぱく[しつ]
matrix metalloprotease	マトリックスメタロプロテアーゼ

matrix metalloproteinase (MMP)	マトリックスメタロプロテイナーゼ
mature crosslink *	成熟[型]架橋 せいじゅく[がた]かきょう
mature osteoblast	成熟骨芽細胞 せいじゅくこつがさいぼう
maximum load	最大荷重(負荷) さいだいかじゅう(ふか)
maximum walking speed	最大歩行速度 さいだいほこうそくど
mechanical stress	機械的ストレス きかいてきすとれす，力学的負荷 りきがくてきふか
medical checkup	健康診断 けんこうしんだん，健診 けんしん
[medical] history taking	病歴聴取 びょうれきちょうしゅ
[medical] interview	医療面接 いりょうめんせつ
medication counseling	服薬指導 ふくやくしどう
medication possession ratio (MPR)	服薬順守率 ふくやくじゅんしゅりつ
menaquinone (MK)	メナキノン《＝ビタミンK₂》
menopause	閉経[期] へいけい[き]
artificial menopause	人工閉経 じんこうへいけい
premature menopause	早発閉経 そうはつへいけい
menstrual history	月経歴 げっけいれき
mesenchymal cell	間葉系細胞 かんようけいさいぼう
mesenchymal stem cell (MSC)	間葉系幹細胞 かんようけいかんさいぼう
metabolic bone disease	代謝性骨疾患 たいしゃせいこつしっかん
metacarpal bone	中手骨 ちゅうしゅこつ
metaphysis《複 metaphyses》	骨幹端 こっかんたん
metastatic bone tumor	転移性骨腫瘍 てんいせいこつしゅよう
methylenetetrahydrofolate reductase (MTHFR)	メチレンテトラヒドロ葉酸還元酵素 めちれんてとらひどろようさんかんげんこうそ
microarchitecture	微細構造 びさいこうぞう
bone microarchitecture	骨微細構造 こつびさいこうぞう
microdamage	微細損傷 びさいそんしょう

bone microdamage	骨微細損傷 こつびさいそんしょう
microfracture	微小骨折 びしょうこっせつ
mineral apposition rate (MAR)	骨石灰化速度 こつせっかいかそくど《骨形態計測》
mineralization *	ミネラル化 みねらるか
bone mineralization *	骨ミネラル化 こつみねらるか
primary mineralization *	一次ミネラル化 いちじみねらるか
secondary mineralization *	二次ミネラル化 にじみねらるか
mineralization lag time (Mlt)	骨石灰化遅延時間 こつせっかいかちえんじかん《骨形態計測》
[bone] **mineralized matrix**	石灰化基質 せっかいかきしつ
mineralized surface (Md.S)	石灰化骨骨面 せっかいかこつこつめん《骨形態計測》
mineralizing surface (MS)	骨石灰化面 こつせっかいかめん《骨形態計測》
minimum significant change (MSC)	最小有意変化 さいしょうゆういへんか
modeling	モデリング
bone modeling	骨モデリング こつもでりんぐ
morphometric fracture *	形態骨折 けいたいこっせつ
multiple fractures	多発[性]骨折 たはつ[せい]こっせつ
multiple myeloma (MM)	多発性骨髄腫 たはつせいこつずいしゅ
muscle-strengthening exercise	筋力訓練 きんりょくくんれん，筋力増強運動 きんりょくぞうきょううんどう
[muscle-]**stretching exercise**	ストレッチング運動 すとれっちんぐうんどう
musculoskeletal ambulation disability symptom complex (MADS)	運動器不安定症 うんどうきふあんていしょう
musculoskeletal system	筋骨格系 きんこっかくけい

N

native (natural) vitamin D	天然型ビタミン D てんねんがたびたみんでぃー
nitrogen-containing bisphosphonate	窒素含有ビスホスホネート ちっそがんゆうびすほすほねーと
nonenzymatic crosslink *	非酵素的架橋 ひこうそてきかきょう
nonphysiological crosslink *	非生理的架橋 ひせいりてきかきょう
nonresponder	無反応例 むはんのうれい
nonsteroidal antiinflammatory drug (NSAID)	非ステロイド性抗炎症薬 ひすてろいどせいこうえんしょうやく
nontraumatic fracture	非外傷性骨折 ひがいしょうせいこっせつ
nonunion	偽関節 ぎかんせつ, 骨癒合不全 こつゆごうふぜん
nonvertebral [body] fracture	非椎体骨折 ひついたいこっせつ
nonweight-bearing bone	非荷重骨 ひかじゅうこつ
nutrition counseling	食事指導 しょくじしどう

O

occult fracture *	不顕性骨折 ふけんせいこっせつ
old fracture	陳旧[性]骨折 ちんきゅう[せい]こっせつ
one leg standing	片脚起立 かたあしきりつ
one leg standing time	片脚起立時間 かたあしきりつじかん
oophorectomy	卵巣摘出[術] らんそうてきしゅつ[じゅつ]
organ transplantation	臓器移植 ぞうきいしょく
ossification	骨化 こつか
ostalgia	骨痛 こつつう
osteitis fibrosa	線維性骨炎 せんいせいこつえん
osteoarthritis (OA)	変形性関節症 へんけいせいかんせつしょう

knee osteoarthritis	変形性膝関節症 へんけいせいしつ(ひざ)かんせつしょう
osteoarthrosis (OA)	変形性関節症 へんけいせいかんせつしょう
osteoblast	骨芽細胞 こつがさいぼう
mature osteoblast	成熟骨芽細胞 せいじゅくこつがさいぼう
osteoblast-like cell	骨芽細胞様細胞 こつがさいぼうようさいぼう
osteoblast number (N.Ob)	骨芽細胞数 こつがさいぼうすう 《骨形態計測》
osteoblast surface (Ob.S)	骨芽細胞面 こつがさいぼうめん 《骨形態計測》
osteocalcin (OC)	オステオカルシン《＝骨グラ蛋白[質]》
uncarboxylated osteocalcin	非カルボキシル化オステオカルシン ひかるぼきしるかおすておかるしん
undercarboxylated osteocalcin (ucOC)	低カルボキシル化オステオカルシン ていかるぼきしるかおすておかるしん
osteoclast	破骨細胞 はこつさいぼう
osteoclast activating factor (OAF)	破骨細胞活性化因子 はこつさいぼうかっせいかいんし
osteoclast differentiation factor (ODF)	破骨細胞分化[誘導]因子 はこつさいぼうぶんか[ゆうどう]いんし
osteoclast number (N.Oc)	破骨細胞数 はこつさいぼうすう 《骨形態計測》
osteoclast surface (Oc.S)	破骨細胞面 はこつさいぼうめん 《骨形態計測》
osteoclastogenesis inhibitory factor (OCIF)	破骨細胞形成抑制因子 はこつさいぼうけいせいよくせいいんし《＝オステオプロテジェリン》
osteocyte	骨細胞 こつさいぼう
osteocyte marker	骨細胞マーカー こつさいぼうまーかー
osteogenesis	骨形成 こつけいせい
osteogenesis imperfecta [congenita] (OI)	骨形成不全症 こつけいせいふぜんしょう
osteogenic cell	骨原性細胞 こつげんせいさいぼう
osteoid	類骨 るいこつ
osteoid apposition rate (OAR)	類骨形成速度 るいこつけいせいそくど 《骨形態計測》
osteoid-bone interaction	類骨−骨相互作用 るいこつこつそうごさよう

osteoid maturation time (Omt)	類骨成熟時間 るいこつせいじゅくじかん 《骨形態計測》
osteoid surface (OS)	類骨面 るいこつめん 《骨形態計測》
osteoid thickness (O.Th)	類骨幅 るいこつはば 《骨形態計測》
osteoid volume (OV)	類骨量 るいこつりょう 《骨形態計測》
osteomalacia	骨軟化症 こつなんかしょう
osteon	骨単位 こつたんい
osteonecrosis	骨壊死 こつえし
osteonecrosis of the jaw (ONJ)	顎骨壊死 がっこつえし
antiresorptive agent-related osteonecrosis of the jaw (ARONJ)	骨吸収抑制薬関連顎骨壊死 こつきゅうしゅうよくせいやくかんれんがっこつえし
bisphosphonate-related osteonecrosis of the jaw (BRONJ)	ビスホスホネート関連顎骨壊死 びすほすほねーとかんれんがっこつえし
osteonectin	オステオネクチン
osteopenia *	オステオペニア，骨減少 こつげんしょう
osteopetrosis	大理石骨病 だいりせきこつびょう
osteophyte *	骨棘 こっきょく
osteopontin	オステオポンチン
osteoporosis	骨粗鬆症 こつそしょうしょう
disuse osteoporosis	廃用性骨粗鬆症 はいようせいこつそしょうしょう
drug-induced osteoporosis	薬物[誘発]性骨粗鬆症 やくぶつ[ゆうはつ]せいこつそしょうしょう
glucocorticoid-induced osteoporosis (GIO)	ステロイド性骨粗鬆症 すてろいどせいこつそしょうしょう
high turnover osteoporosis	高[代謝]回転型骨粗鬆症 こう[たいしゃ]かいてんがたこつそしょうしょう
idiopathic osteoporosis *	特発性骨粗鬆症 とくはつせいこつそしょうしょう
immobilization osteoporosis	不動性骨粗鬆症 ふどうせいこつそしょうしょう

	involutional osteoporosis	退行期骨粗鬆症 たいこうきこつそしょうしょう《現在は用いない》
	juvenile osteoporosis *	若年性骨粗鬆症 じゃくねんせいこつそしょうしょう
	lifestyle disease-related osteoporosis	生活習慣病関連骨粗鬆症 せいかつしゅうかんびょうかんれんこつそしょうしょう
	localized osteoporosis	限局性骨粗鬆症 げんきょくせいこつそしょうしょう
	low turnover osteoporosis	低[代謝]回転型骨粗鬆症 てい[たいしゃ]かいてんがたこつそしょうしょう
	male osteoporosis *	男性骨粗鬆症 だんせいこつそしょうしょう
	periarticular osteoporosis	傍関節性骨粗鬆症 ぼうかんせつせいこつそしょうしょう
	postmenopausal osteoporosis *	閉経後骨粗鬆症 へいけいごこつそしょうしょう
	postpregnancy osteoporosis *	妊娠後骨粗鬆症 にんしんごこつそしょうしょう
	posttransplantation osteoporosis	[臓器]移植後骨粗鬆症 [ぞうき]いしょくごこつそしょうしょう
	posttraumatic osteoporosis	外傷後骨粗鬆症 がいしょうごこつそしょうしょう
	primary osteoporosis *	原発性骨粗鬆症 げんぱつせいこつそしょうしょう
	secondary osteoporosis *	続発性骨粗鬆症 ぞくはつせいこつそしょうしょう
	senile osteoporosis	老人(老年)性骨粗鬆症 ろうじん(ろうねん)せいこつそしょうしょう《旧分類》
	severe osteoporosis	重症骨粗鬆症 じゅうしょうこつそしょうしょう
osteoporosis screening		骨粗鬆症検診 こつそしょうしょうけんしん
osteoporotic fracture *		骨粗鬆症性骨折 こつそしょうしょうせいこつせつ
	major osteoporotic fractures	主要骨粗鬆症性骨折 しゅようこつそしょうしょうせいこつせつ
osteoprotegerin (OPG)		オステオプロテジェリン《＝破骨細胞形成抑制因子》
osteosclerosis		骨硬化[症] こつこうか[しょう]
osteosynthesis		骨接合術 こつせつごうじゅつ
ovariectomy (OVX)		卵巣摘出[術] らんそうてきしゅつ[じゅつ]

oxidative stress	酸化ストレス さんかすとれす

P

Paget's disease of bone	骨パジェット病 こつぱじぇっとびょう
pain	疼痛 とうつう
back pain	背部痛 はいぶつう
bone pain	骨痛 こつつう
joint pain	関節痛 かんせつつう
low back pain	腰痛 ようつう
paraplegia	対麻痺 ついまひ
parathormone (PTH)	副甲状腺ホルモン ふくこうじょうせんほるもん
parathyroid hormone (PTH)	副甲状腺ホルモン ふくこうじょうせんほるもん
parathyroid hormone-related protein (PTHrP)	副甲状腺ホルモン関連蛋白[質] ふくこうじょうせんほるもんかんれんたんぱく[しつ]
pathologic fracture	病的骨折 びょうてきこっせつ
peak bone mass (PBM)	最大骨量 さいだいこつりょう
pedicle	椎弓根 ついきゅうこん
pelvic bone	骨盤骨 こつばんこつ
pelvic fracture	骨盤骨折 こつばんこっせつ
pelvis 《複 pelves》	骨盤 こつばん
pentosidine	ペントシジン
pentosidine crosslink *	ペントシジン架橋 ぺんとしじんかきょう
percutaneous transpedicular vertebroplasty	経皮経椎弓根的椎体形成術 けいひけいついきゅうこんてきついたいけいせいじゅつ
periarticular osteoporosis	傍関節性骨粗鬆症 ぼうかんせつせいこつそしょうしょう
perimenopause	周閉経期 しゅうへいけいき
periodontal disease	歯周病 ししゅうびょう
periodontitis	歯周炎 ししゅうえん
periosteum	骨膜 こつまく

peripheral bone	末梢骨 まっしょうこつ
peripheral quantitative computed tomography (pQCT)	末梢骨定量的コンピューター断層撮影（QCT）[法] まっしょうこつていりょうてきこんぴゅーたーだんそうさつえい（きゅーしーてぃー）[ほう]
persistence (continuation) rate	服薬継続率 ふくやくけいぞくりつ
pertrochanteric [femur] fracture	[大腿骨]転子貫通骨折 [だいたいこつ]てんしかんつうこっせつ
pharmacokinetics	[薬物]体内動態 [やくぶつ]たいないどうたい，薬物動態学 やくぶつどうたいがく
phylloquinone (PK)	フィロキノン《＝ビタミン K_1》
physical examination	身体的検査 しんたいてきけんさ，身体[的]診察 しんたい[てき]しんさつ
physical inactivity	運動不足 うんどうぶそく
physical therapy	理学療法 りがくりょうほう
physiological crosslink *	生理的架橋 せいりてきかきょう
physiological range	生理的範囲 せいりてきはんい
physiotherapy	理学療法 りがくりょうほう
platyspondylia	扁平椎 へんぺいつい
polymorphism	遺伝子多型 いでんしたけい
porosity	多孔性 たこうせい
cortical porosity (Ct.P)	皮質骨多孔率 ひしつこつたこうりつ《骨形態計測》
postgastrectomy	胃切除後[の] いせつじょご[の]《形》
postmenopausal	閉経後[の] へいけいご[の]《形》
postmenopausal osteoporosis *	閉経後骨粗鬆症 へいけいごこつそしょうしょう
postpregnancy osteoporosis *	妊娠後骨粗鬆症 にんしんごこつそしょうしょう
posttransplantation osteoporosis	[臓器]移植後骨粗鬆症 [ぞうき]いしょくごこつそしょうしょう
posttraumatic osteoporosis	外傷後骨粗鬆症 がいしょうごこつそしょうしょう
postural equilibrium	姿勢平衡 しせいへいこう

premature menopause	早発閉経 そうはつへいけい
premenopausal	閉経前［の］へいけいぜん［の］《形》
premonitory symptom	前駆症状 ぜんくしょうじょう
preosteoblast	前骨芽細胞 ぜんこつがさいぼう
preosteoclast	前破骨細胞 ぜんはこつさいぼう
prevalence	有病率 ゆうびょうりつ
prevalent fracture *	既存骨折 きそんこっせつ
primary calcification *	一次石灰化 いちじせっかいか
primary care	プライマリーケア
primary mineralization *	一次ミネラル化 いちじみねらるか
primary osteoporosis *	原発性骨粗鬆症 げんぱつせいこつそしょうしょう
primary prevention	一次予防 いちじよぼう
procollagen	プロコラーゲン
prodromal symptom	前駆症状 ぜんくしょうじょう
prodrome	前駆症状 ぜんくしょうじょう
[pro]inflammatory cytokine	炎症性サイトカイン えんしょうせいさいとかいん
prostate (prostatic) cancer	前立腺癌 ぜんりつせんがん
androgen-dependent prostate cancer	アンドロゲン依存性前立腺癌 あんどろげんいぞんせいぜんりつせんがん
protein anabolic steroid	蛋白［質］同化ホルモン たんぱく［しつ］どうかほるもん
provitamin D	プロビタミンD ぷろびたみんでぃー
proximal femur	大腿骨近位部 だいたいこつきんいぶ
proximal humerus fracture	上腕骨近位部骨折 じょうわんこつきんいぶこっせつ
pseud[o]arthrosis	偽関節 ぎかんせつ
pubic bone	恥骨 ちこつ
pubis	恥骨 ちこつ
punched-out lesion	打ち抜き像 うちぬきぞう
pyogenic spondylitis	化膿性脊椎炎 かのうせいせきついえん
pyridinium crosslink *	ピリジニウム架橋 ぴりじにうむかきょう
pyridinoline (PYD)	ピリジノリン
pyridinoline crosslink *	ピリジノリン架橋 ぴりじのりんかきょう
pyridinyl group	ピリジニル基 ぴりじにるき

pyrophosphate	ピロリン酸［塩］ぴろりんさん［えん］

Q

quality of life (QOL)	生活の質 せいかつのしつ，QOL きゅーおーえる
quantitative assessment	定量的評価法 ていりょうてきひょうかほう
quantitative computed tomography (QCT)	定量的コンピューター断層撮影［法］ていりょうてきこんぴゅーたーだんそうさつえい［ほう］，QCT［法］きゅーしーてぃー［ほう］
quantitative method (QM)	定量的評価法 ていりょうてきひょうかほう
quantitative ultrasound [sonography] (QUS)*	定量的超音波［測定］法 ていりょうてきちょうおんぱ［そくてい］ほう
quiescence phase	休止相 きゅうしそう《骨リモデリング》
quiescent period (QP)	静止期間 せいしきかん《骨形態計測》
quiescent surface (QS)	静止面 せいしめん《骨形態計測》

R

radius《複 radii》	橈骨 とうこつ
range of motion (ROM)	可動域 かどういき
receptor activator of NF-κB (RANK)	NF-κB 活性化受容体 えぬえふかっぱびーかっせいかじゅようたい
receptor activator of NF-κB ligand (RANKL)	NF-κB 活性化受容体リガンド えぬえふかっぱびーかっせいかじゅようたいりがんど
recommended dietary allowance	推奨量 すいしょうりょう
reference interval (range)	基準範囲 きじゅんはんい
reference value	基準値 きじゅんち

reflux esophagitis	逆流性食道炎 ぎゃくりゅうせいしょくどうえん
region of interest (ROI)	［測定］関心領域 ［そくてい］かんしんりょういき 《骨量測定の》
remodeling	リモデリング
bone remodeling	骨リモデリング こつりもでりんぐ
targeted remodeling	標的化リモデリング ひょうてきかりもでりんぐ
remodeling cycle	リモデリング周期 りもでりんぐしゅうき
remodeling period (Rm.P)	リモデリング期間 りもでりんぐきかん 《骨形態計測》
renal dysfunction	腎機能障害（低下） じんきのうしょうがい（ていか）
renal failure	腎不全 じんふぜん
renal function	腎機能 じんきのう
renal osteodystrophy (ROD)	腎性骨異栄養症 じんせいこついえいようしょう
resistance training	レジスタンストレーニング
resistive exercise	レジスタンストレーニング
resorption period (Rs.P)	吸収期間 きゅうしゅうきかん 《骨形態計測》
resorption phase	吸収相 きゅうしゅうそう 《骨リモデリング》
reversal period (Rv.P)	逆転期間 ぎゃくてんきかん 《骨形態計測》
reversal phase	逆転相 ぎゃくてんそう 《骨リモデリング》
reversal surface (Rv.S)	逆転面 ぎゃくてんめん 《骨形態計測》
rheumatoid arthritis (RA)	関節リウマチ かんせつりうまち
rib	肋骨 ろっこつ
rib-pelvis distance	肋骨–骨盤間距離 ろっこつこつばんかんきょり
rickets	くる病 くるびょう
round back *	円背 えんぱい
Roux-en-Y anastomosis	ルー・ワイ吻合 るーわいふんごう

S

sacral vertebra	仙椎 せんつい

single labeled surface 33

sacrum	仙骨 せんこつ
sarcopenia	サルコペニア
sclerostin	スクレロスチン
scoliosis	[脊柱]側弯[症] [せきちゅう]そくわん[しょう]
screening	スクリーニング
mass screening	[集団]検診 [しゅうだん]けんしん
osteoporosis screening	骨粗鬆症検診 こつそしょうしょうけんしん
secondary calcification *	二次石灰化 にじせっかいか
secondary mineralization *	二次ミネラル化 にじみねらるか
secondary osteoporosis *	続発性骨粗鬆症 ぞくはつせいこつそしょうしょう
secondary prevention	二次予防 にじよぼう
selective estrogen receptor modulator (SERM)	選択的エストロゲン受容体モジュレーター せんたくてきえすとろげんじゅようたいもじゅれーたー
selective serotonin reuptake inhibitor (SSRI)	選択的セロトニン再取り込み阻害薬 せんたくてきせろとにんさいとりこみそがいやく
semiquantitative assessment (method) (SQ)	半定量的評価法 はんていりょうてきひょうかほう
senile	老人性 ろうじんせい，老年期[の] ろうねんき[の]《形》
senile osteoporosis	老人(老年)性骨粗鬆症 ろうじん(ろうねん)せいこつそしょうしょう《旧分類》
serotonin nervous system	セロトニン神経系 せろとにんしんけいけい
setting-up exercise	柔軟体操 じゅうなんたいそう
severe osteoporosis	重症骨粗鬆症 じゅうしょうこつそしょうしょう
sex hormone suppression [theraphy]	性ホルモン抑制[療法] せいほるもんよくせい[りょうほう]
shaft fracture	骨幹部骨折 こっかんぶこっせつ
side effect	副作用 ふくさよう
single energy X-ray absorptiometry (SXA)	単一エネルギーX(エックス)線吸収[測定]法 たんいつえねるぎーえっくすせんきゅうしゅう[そくてい]ほう
single labeled surface (sLS)	一重標識面 いちじゅうひょうしきめん《骨形態計測》

single photon absorptiometry (SPA)	単一光子吸収[測定]法 たんいつこうしきゅうしゅう[そくてい]ほう
skeleton	骨格 こっかく
space flight	宇宙飛行 うちゅうひこう
speed of sound (SOS) *	超音波伝播速度 ちょうおんぱでんぱそくど
spinal [hem]angioma	脊椎血管腫 せきついけっかんしゅ
spinal [canal] stenosis	脊柱管狭窄症 せきちゅうかんきょうさくしょう
spinal caries	脊椎カリエス せきついかりえす 《＝脊椎結核 / 結核性脊椎炎》
spinal column	脊柱 せきちゅう
spinal cord	脊髄 せきずい
spinal cord injury (SCI) *	脊髄損傷 せきずいそんしょう
spinal deformity *	脊柱変形 せきちゅうへんけい
spinal fracture *	脊椎骨折 せきついこっせつ
spinal [hem]angioma	脊椎血管腫 せきついけっかんしゅ
spinal paralysis	脊髄[性]麻痺 せきずい[せい]まひ
spinal [canal] stenosis	脊柱管狭窄症 せきちゅうかんきょうさくしょう
spinal tuberculosis	脊椎結核 せきついけっかく 《＝脊椎カリエス / 結核性脊椎炎》
spine	脊柱 せきちゅう, 脊椎 せきつい
spondylosis deformans	変形性脊椎症 へんけいせいせきついしょう
spongy bone	海綿骨 かいめんこつ
spur *	骨棘 こっきょく
steroid	ステロイド
protein anabolic steroid	蛋白[質]同化ホルモン たんぱく[しつ]どうかほるもん
steroidal antiinflammatory drug	ステロイド[性抗炎症]薬 すてろいど[せいこうえんしょう]やく
stiffness	剛性 ごうせい, スティフネス
stress (fatigue) fracture	疲労骨折 ひろうこっせつ
stress-strain curve	応力-歪み曲線 おうりょくひずみきょくせん
[muscle-]stretching exercise	ストレッチング運動 すとれっちんぐうんどう

stroke	脳卒中 のうそっちゅう
stromal cell	間質細胞 かんしつさいぼう
structural index	構造指標 こうぞうしひょう
structural property	構造特性 こうぞうとくせい
subperiosteal resorption	骨膜下骨吸収 こつまくかこつきゅうしゅう
subtrochanteric [femur] fracture	[大腿骨]転子下骨折 [だいたいこつ]てんしかこっせつ
sun exposure	日光曝露 にっこうばくろ
supplement	サプリメント

T

T-score	Tスコア てぃーすこあ
T1-weighted image (T1WI)	T1強調像 てぃーわんきょうちょうぞう
T2-weighted image (T2WI)	T2強調像 てぃーつーきょうちょうぞう
tai chi chuan	太極拳 たいきょくけん
Tai Ji	太極拳 たいきょくけん
targeted remodeling	標的化リモデリング ひょうてきかりもでりんぐ
tartrate-resistant acid phosphatase (TRACP)	酒石酸抵抗性酸ホスファターゼ しゅせきさんていこうせいさんほすふぁたーぜ
thiazolidine derivative	チアゾリジン誘導体 ちあぞりじんゆうどうたい
thoracic vertebra	胸椎 きょうつい
thrombosis	血栓症 けっせんしょう
thyroid hormone	甲状腺ホルモン こうじょうせんほるもん
tibia 《複 tibiae》	脛骨 けいこつ
tissue-nonspecific alkaline phosphatase	組織非特異的アルカリホスファターゼ そしきひとくいてきあるかりほすふぁたーぜ
tissue volume (TV)	組織量 そしきりょう 《骨形態計測》
tolerability	忍容性 にんようせい
tooth extraction	抜歯 ばっし

total hip	全大腿骨近位部 ぜんだいたいこつきんいぶ
toughness	靱性 じんせい
trabecula《複 trabeculae》	骨梁 こつりょう
trabecular bone	海綿骨 かいめんこつ
trabecular fracture	骨梁骨折 こつりょうこっせつ
trabecular number (Tb.N)	骨梁数 こつりょうすう《骨形態計測》
trabecular separation (Tb.Sp)	骨梁間隙 こつりょうかんげき《骨形態計測》
trabecular thickness (Tb.Th)	骨梁幅 こつりょうはば《骨形態計測》
transforming growth factor (TGF)	形質転換成長因子 けいしつてんかんせいちょういんし
traumatic fracture	外傷性骨折 がいしょうせいこっせつ
trochanter	転子 てんし
greater trochanter	大転子 だいてんし
lesser trochanter	小転子 しょうてんし
trochanteric [femur] fracture *	[大腿骨]転子部骨折 [だいたいこつ]てんしぶこっせつ
trochanteric region	[大腿骨]転子部 [だいたいこつ]てんしぶ
trunk bone	躯幹骨 くかんこつ
tuberculous spondylitis	結核性脊椎炎 けっかくせいせきついえん《＝脊椎カリエス／脊椎結核》
tumble	転落 てんらく
tumor necrosis factor (TNF)	腫瘍壊死因子 しゅようえしいんし
type I collagen	I型コラーゲン いちがたこらーげん
type I collagen-C-telopeptide (1CTP)	I型コラーゲン-C-テロペプチド いちがたこらーげんしーてろぺぷちど
type I collagen cross-linked C-telopeptide (CTX)	I型コラーゲン架橋C-テロペプチド いちがたこらーげんかきょうしーてろぺぷちど
type I collagen cross-linked N-telopeptide (NTX)	I型コラーゲン架橋N-テロペプチド いちがたこらーげんかきょうえぬてろぺぷちど
type I procollagen-C-propeptide (P1CP)	I型プロコラーゲン-C-プロペプチド いちがたぷろこらーげんしーぷろぺぷちど
type I procollagen-N-	I型プロコラーゲン-N-プロペプチド いちが

propeptide (P1NP) たいぷわんこらーげんえぬぷろぺぷちど
type II collagen Ⅱ型コラーゲン にがたこらーげん

U

ulna《複 ulnae》 尺骨 しゃっこつ
ultrasound 超音波 ちょうおんぱ
  quantitative ultrasound [sonography] (QUS)* 定量的超音波［測定］法 ていりょうてきちょうおんぱ［そくてい］ほう
uncarboxylated osteocalcin 非カルボキシル化オステオカルシン ひかるぼきしるかおすておかるしん
uncoupling アンカップリング，脱共役 だつきょうやく
undercarboxylated osteocalcin (ucOC) 低カルボキシル化オステオカルシン ていかるぼきしるかおすておかるしん
underweight 低体重 ていたいじゅう
union 骨癒合 こつゆごう
  bone union 骨癒合 こつゆごう
  delayed union ［骨折］遷延治癒 ［こっせつ］せんえんちゆ
unstable fracture 不安定骨折 ふあんていこっせつ
upper gastrointestinal disorder 上部消化管障害 じょうぶしょうかかんしょうがい

V

vascular calcification 血管石灰化 けっかんせっかいか
venous thromboembolism (VTE) 静脈血栓塞栓症 じょうみゃくけっせんそくせんしょう
vertebra《複 vertebrae》 椎骨 ついこつ

cervical vertebra	頚椎 けいつい
fish vertebra	魚椎 ぎょつい
lumbar vertebra	腰椎 ようつい
sacral vertebra	仙椎 せんつい
thoracic vertebra	胸椎 きょうつい
wedge vertebra	楔状椎 けつ(せつ)じょうつい
vertebral arch	椎弓 ついきゅう
vertebral body	椎体 ついたい
vertebral [body] fracture *	椎体骨折 ついたいこっせつ
clinical vertebral [body] fracture *	臨床椎体骨折 りんしょうついたいこっせつ
vertebral deformity *	椎体変形 ついたいへんけい
vertebroplasty	椎体形成術 ついたいけいせいじゅつ
percutaneous transpedicular vertebroplasty	経皮経椎弓根的椎体形成術 けいひけいついきゅうこんてきついたいけいせいじゅつ
vitamin A	ビタミンA びたみんえー
vitamin C	ビタミンC びたみんしー《＝アスコルビン酸》
vitamin C deficiency	ビタミンC欠乏症 びたみんしーけつぼうしょう
vitamin D	ビタミンD びたみんでぃー
active vitamin D	活性型ビタミンD かっせいがたびたみんでぃー
native (natural) vitamin D	天然型ビタミンD てんねんがたびたみんでぃー
vitamin D-binding protein	ビタミンD結合蛋白 びたみんでぃーけつごうたんぱく
vitamin D deficiency	ビタミンD欠乏[症] びたみんでぃーけつぼう[しょう]
vitamin D derivative	ビタミンD誘導体 びたみんでぃーゆうどうたい
vitamin D insufficiency	ビタミンD不足 びたみんでぃーぶそく
vitamin D receptor (VDR)	ビタミンD受容体 びたみんでぃーじゅようたい
vitamin deficiency	ビタミン欠乏[症] びたみんけつぼう[しょう]
vitamin K	ビタミンK びたみんけー
vitamin K-dependent carboxylase	ビタミンK依存性カルボキシラーゼ びたみんけーいぞんせいかるぼきしらーぜ
Volkmann's canal	フォルクマン管 ふぉるくまんかん
volumetric bone mineral	体積骨密度 たいせきこつみつど

density (vBMD) *

W

wall-occiput distance	壁-後頭骨間距離 へきこうとうこつかんきょり
Ward's triangle	ウォード三角 うぉーどさんかく
wedge vertebra	楔状椎 けつ(せつ)じょうつい
weight-bearing bone	荷重骨 かじゅうこつ
weight-bearing exercise	荷重運動 かじゅううんどう
worsening *	増悪 ぞうあく 《椎体変形の》

X

X-ray	X(エックス)線 えっくすせん

Y

young adult mean (YAM)	若年成人平均値 じゃくねんせいじんへいきんち

Z

Z-score	Zスコア ぜっとすこあ

略語編

1CTP	type I collagen-C-telopeptide Ⅰ型コラーゲン-C-テロペプチド
ABD	adynamic bone disease 無形成骨症
aBMD	areal bone mineral density 面積骨密度
ACP	acid phosphatase 酸ホスファターゼ
ADT	androgen deprivation therapy アンドロゲン遮断療法
Af	atrial fibrillation 心房細動
AGE[s]	advanced glycation end product[s] 終末糖化産物
Aj.AR	adjusted apposition rate 補正石灰化速度
ALP	alkaline phosphatase アルカリホスファターゼ
AOI	area of interest ［測定］関心領域
ARONJ	antiresorptive agent-related osteonecrosis of the jaw 骨吸収抑制薬関連顎骨壊死
B[S]AP	bone[-specific] alkaline phosphatase 骨型アルカリホスファターゼ
BFR	bone formation rate 骨形成速度
BGP	bone Gla protein 骨グラ蛋白［質］
BMC	bone mineral content 骨塩量
BMD	bone mineral density 骨密度
BMI	body mass index
BMP	bone morphogenetic protein 骨形成蛋白［質］
BMU	basic multicellular unit 基本多細胞単位，bone multicellular unit 骨多細胞単位
BP	bisphosphonate ビスホスホネート
BRONJ	bisphosphonate-related osteonecrosis of the jaw ビスホスホネート関連顎骨壊死
BRs.R	bone resorption rate 骨吸収速度
BS	bone surface 骨面
B[S]AP	bone[-specific] alkaline phosphatase 骨型アルカリホスファターゼ
BUA	broadband ultrasound attenuation ［広帯域］超音波減衰係数
[Cn-]BV	[cancellous] bone volume ［海綿］骨量

CAD	coronary artery disease　冠動脈疾患
CGRP	calcitonin gene-related peptide　カルシトニン遺伝子関連ペプチド
CKD	chronic kidney disease　慢性腎臓病
CKD-MBD	chronic kidney disease-mineral and bone disorder　CKDに伴うミネラル骨代謝異常
[Cn-]BV	[cancellous] bone volume　[海綿]骨量
COPD	chronic obstructive pulmonary disease　慢性閉塞性肺疾患
CT	calcitonin　カルシトニン
CT	computed (computerized) tomography　コンピューター断層撮影[法]
Ct.P	cortical porosity　皮質骨多孔率
Ct.Th	cortical thickness　皮質骨幅
CTX	type I collagen cross-linked C-telopeptide　I型コラーゲン架橋C-テロペプチド
CV	coefficient of variation　変動係数
dLS	double labeled surface　二重標識面
DM	diabetes mellitus　糖尿病
DPA	dual photon absorptiometry　二重光子吸収[測定]法
DPD	deoxypyridinoline　デオキシピリジノリン
DVT	deep vein (venous) thrombosis　深部静脈血栓症
DXA	dual energy X-ray absorptiometry　二重エネルギーX(エックス)線吸収[測定]法
ES	eroded surface　浸食面
Fb.V	fibrosis volume　線維化骨髄量
FEA	finite element analysis　有限要素解析
FGF	fibroblast growth factor　線維芽細胞増殖因子
FP	formation period　形成期間
FRAX	Fracture Risk Assessment Tool
GC	glucocorticoid　グルココルチコイド，糖質コルチコイド
GERD	gastroesophageal reflux disease　胃食道逆流症
GFR	glomerular filtration rate　糸球体濾過率

GIO	glucocorticoid-induced osteoporosis	ステロイド性骨粗鬆症
HA	hydroxyapatite	ヒドロキシアパタイト
HCY	homocysteine	ホモシステイン
HRT	hormone replacement therapy	ホルモン補充療法
HT	hypertension	高血圧［症］
HYP	hydroxyproline	ヒドロキシプロリン
IBD	inflammatory bowel disease	炎症性腸疾患
IC	informed consent	インフォームドコンセント，説明と同意
IGF	insulin-like growth factor	インスリン様成長因子
IL	interleukin	インターロイキン
Ir.L.Th	inter-labels thickness	標識間幅
LBM	lean body mass	除脂肪体重
LOX	lysyl oxidase	リジルオキシダーゼ
LSC	least significant change	最小有意変化
MADS	musculoskeletal ambulation disability symptom complex 運動器不安定症	
MAR	mineral apposition rate	骨石灰化速度
Md.S	mineralized surface	石灰化骨骨面
MGP	matrix Gla protein	［骨］基質グラ蛋白［質］
MK	menaquinone	メナキノン
Mlt	mineralization lag time	骨石灰化遅延時間
MM	multiple myeloma	多発性骨髄腫
MMP	matrix metalloprotease マトリックスメタロプロテアーゼ, matrix metalloproteinase マトリックスメタロプロテイナーゼ	
MPR	medication possession ratio	服薬順守率
MRI	magnetic resonance imaging	磁気共鳴画像診断法
MS	mineralizing surface	骨石灰化面
MSC	mesenchymal stem cell 間葉系幹細胞, minimum significant change 最小有意変化	
MTHFR	methylenetetrahydrofolate reductase メチレンテトラヒドロ葉酸還元酵素	
N.Ob	osteoblast number	骨芽細胞数

N.Oc	osteoclast number	破骨細胞数
NSAID	nonsteroidal antiinflammatory drug	非ステロイド性抗炎症薬
NTX	type I collagen cross-linked N-telopeptide	I型コラーゲン架橋N-テロペプチド
O.Th	osteoid thickness	類骨幅
OA	osteoarthritis, osteoarthrosis	変形性関節症
OAF	osteoclast activating factor	破骨細胞活性化因子
OAR	osteoid apposition rate	類骨形成速度
Ob.S	osteoblast surface	骨芽細胞面
OC	osteocalcin	オステオカルシン
OCIF	osteoclastogenesis inhibitory factor	破骨細胞形成抑制因子
Oc.S	osteoclast surface	破骨細胞面
ODF	osteoclast differentiation factor	破骨細胞分化[誘導]因子
OI	osteogenesis imperfecta	骨形成不全症
Omt	osteoid maturation time	類骨成熟時間
ONJ	osteonecrosis of the jaw	顎骨壊死
OPG	osteoprotegerin	オステオプロテジェリン
OS	osteoid surface	類骨面
OV	osteoid volume	類骨量
OVX	ovariectomy	卵巣摘出[術]
P1CP	type I procollagen-C-propeptide	I型プロコラーゲン-C-プロペプチド
P1NP	type I procollagen-N-propeptide	I型プロコラーゲン-N-プロペプチド
PBM	peak bone mass	最大骨量
PK	phylloquinone	フィロキノン
pQCT	peripheral quantitative computed tomography	末梢骨定量的コンピューター断層撮影[法]
PTH	parathormone, parathyroid hormone	副甲状腺ホルモン
PTHrP	parathyroid hormone-related protein	副甲状腺ホルモン関連蛋白[質]

PYD	pyridinoline	ピリジノリン
QCT	quantitative computed tomography	定量的コンピューター断層撮影[法]
QM	quantitative method	定量的評価法
QOL	quality of life	生活の質
QP	quiescent period	静止期間
QS	quiescent surface	静止面
QUS	quantitative ultrasound [sonography]	定量的超音波[測定]法
RA	rheumatoid arthritis	関節リウマチ
RANK	receptor activator of NF-κB	NF-κB 活性化受容体
RANKL	receptor activator of NF-κB ligand	NF-κB 活性化受容体リガンド
Rm.P	remodeling period	リモデリング期間
ROD	renal osteodystrophy	腎性骨異栄養症
ROI	region of interest	[測定]関心領域
ROM	range of motion	可動域
Rs.P	resorption period	吸収期間
Rv.P	reversal period	逆転期間
Rv.S	reversal surface	逆転面
SCI	spinal cord injury	脊髄損傷
SERM	selective estrogen receptor modulator	選択的エストロゲン受容体モジュレーター
sLS	single labeled surface	一重標識面
SOS	speed of sound	超音波伝播速度
SPA	single photon absorptiometry	単一光子吸収[測定]法
SQ	semiquantitative assessment (method)	半定量的評価法
SSRI	selective serotonin reuptake inhibitor	選択的セロトニン再取り込み阻害薬
SXA	single energy X-ray absorptiometry	単一エネルギーX(エックス)線吸収[測定]法
T1WI	T1-weighted image	T1 強調像
T2WI	T2-weighted image	T2 強調像

Tb.N	trabecular number	骨梁数
Tb.Sp	trabecular separation	骨梁間隙
Tb.Th	trabecular thickness	骨梁幅
TGF	transforming growth factor	形質転換成長因子
TNF	tumor necrosis factor	腫瘍壊死因子
TRACP	tartrate-resistant acid phosphatase	酒石酸抵抗性酸ホスファターゼ
TV	tissue volume	組織量
ucOC	undercarboxylated osteocalcin	低カルボキシル化オステオカルシン
vBMD	volumetric bone mineral density	体積骨密度
VDR	vitamin D receptor	ビタミン D 受容体
VTE	venous thromboembolism	静脈血栓塞栓症
YAM	young adult mean	若年成人平均値

和英編

ア 行

悪性腫瘍 あくせいしゅよう	malignant tumor
アスコルビン酸 あすこるびんさん	ascorbic acid 《=vitamin C》
圧潰 あっかい	collapse
圧壊骨折 あっかいこっせつ	crush fracture
圧縮強度 あっしゅくきょうど	compressive strength
圧迫骨折 あっぱくこっせつ	compression fracture
アディポカイン	adipokine
アディポサイトカイン	adipocytokine
アディポネクチン	adiponectin
アドヒアランス	adherence
アナボリック	anabolic《形》
アポトーシス	apoptosis
アルカリホスファターゼ	alkaline phosphatase (ALP)
アルコール依存症 あるこーるいぞんしょう	alcoholism
アルミニウム関連骨症 あるみにうむかんれんこつしょう	aluminum-related bone disease
アロマターゼ	aromatase
アロマターゼ阻害薬 あろまたーぜそがいやく	aromatase inhibitor
アンカップリング	uncoupling
アンドロゲン依存性前立腺癌 あんどろげんいぞんせいぜんりつせんがん	androgen-dependent prostate cancer
アンドロゲン遮断療法 あんどろげんしゃだんりょうほう	androgen deprivation therapy (ADT)
異化 いか	catabolic《形》
異常姿勢 いじょうしせい	abnormal posture
［臓器］移植後骨粗鬆症 ［ぞうき］いしょくごこつそしょうしょう	posttransplantation osteoporosis
胃食道逆流症 いしょくどうぎゃくりゅうしょう	gastroesophageal reflux

		disease (GERD)
異所性石灰化	いしょせいせっかいか	ectopic calcification
胃切除	いせつじょ	gastrectomy
胃切除後[の]	いせつじょご[の]	postgastrectomy《形》
イソフラボン		isoflavone
I 型コラーゲン	いちがたこらーげん	type I collagen
I 型コラーゲン架橋 N-テロペプチド	いちがたこらーげんかきょうえぬてろぺぷちど	type I collagen cross-linked N-telopeptide (NTX)
I 型コラーゲン架橋 C-テロペプチド	いちがたこらーげんかきょうしーてろぺぷちど	type I collagen cross-linked C-telopeptide (CTX)
I 型コラーゲン-C-テロペプチド	いちがたこらーげんしーてろぺぷちど	type I collagen-C-telopeptide (1CTP)
I 型プロコラーゲン-N-プロペプチド	いちがたぷろこらーげんえぬぷろぺぷちど	type I procollagen-N-propeptide (P1NP)
I 型プロコラーゲン-C-プロペプチド	いちがたぷろこらーげんしーぷろぺぷちど	type I procollagen-C-propeptide (P1CP)
一次石灰化*	いちじせっかいか	primary calcification
一次ミネラル化*	いちじみねらるか	primary mineralization
一重標識面	いちじゅうひょうしきめん	single labeled surface (sLS)《骨形態計測》
一次予防	いちじよぼう	primary prevention
遺伝子多型	いでんしたけい	polymorphism
医療面接	いりょうめんせつ	[medical] interview
飲酒歴	いんしゅれき	history of alcohol intake
インスリン様成長因子	いんすりんようせいちょういんし	insulin-like growth factor (IGF)
インターロイキン		interleukin (IL)
インフォームドコンセント		informed consent (IC)
ウォード三角	うぉーどさんかく	Ward's triangle
打ち抜き像	うちぬきぞう	punched-out lesion
宇宙飛行	うちゅうひこう	space flight
運動器症候群	うんどうきしょうこうぐん	locomotive syndrome

運動器不安定症 うんどうきふあんていしょう	musculoskeletal ambulation disability symptom complex (MADS)
運動処方 うんどうしょほう	exercise prescription
運動不足 うんどうぶそく	physical inactivity
運動療法 うんどうりょうほう	exercise therapy
栄養補助食品 えいようほじょしょくひん	dietary supplement
AGE架橋* えーじーいーかきょう	AGE crosslink
エストロゲン依存性乳癌 えすとろげんいぞんせいにゅうがん	estrogen-dependent breast cancer
エストロゲン受容体 えすとろげんじゅようたい	estrogen receptor
X(エックス)線 えっくすせん	X-ray
NF-κB活性化受容体 えぬえふかっぱびーかっせいかじゅようたい	receptor activator of NF-κB (RANK)
NF-κB活性化受容体リガンド えぬえふかっぱびーかっせいかじゅようたいりがんど	receptor activator of NF-κB ligand (RANKL)
LHRH作動薬 えるえいちあーるえいちさどうやく	LHRH agonist
炎症性サイトカイン えんしょうせいさいとかいん	[pro]inflammatory cytokine
炎症性腸疾患 えんしょうせいちょうしっかん	inflammatory bowel disease (IBD)
円背* えんぱい	hump back, round back
応力-歪み曲線 おうりょくひずみきょくせん	stress-strain curve
オステオカルシン	osteocalcin (OC) 《＝bone Gla protein》
オステオネクチン	osteonectin
オステオプロテジェリン	osteoprotegerin (OPG) 《＝osteoclastogenesis inhibitory factor》
オステオペニア*	osteopenia
オステオポンチン	osteopontin

カ 行

外傷後骨粗鬆症 がいしょうごこつそしょうしょう	posttraumatic osteoporosis
外傷性骨折 がいしょうせいこっせつ	traumatic fracture
海綿骨 かいめんこつ	cancellous bone, spongy bone, trabecular bone
[海綿]骨量 [かいめん]こつりょう	[cancellous] bone volume ([Cn-]BV)《骨形態計測》
荷重運動 かじゅううんどう	weight-bearing exercise
荷重骨 かじゅうこつ	weight-bearing bone
荷重-変位曲線 かじゅうへんいきょくせん	load-displacement curve
画像診断 がぞうしんだん	diagnostic imaging
家族歴 かぞくれき	family history
片脚起立 かたあしきりつ	one leg standing
片脚起立時間 かたあしきりつじかん	one leg standing time
下腿骨 かたいこつ	lower leg bone
カタボリック	catabolic《形》
顎骨壊死 がっこつえし	osteonecrosis of the jaw (ONJ)
活性化相 かっせいかそう	activation phase《骨リモデリング》
活性型ビタミン D かっせいがたびたみんでぃー	active vitamin D
カップリング	coupling
カテプシン K かてぷしんけー	cathepsin K
カテプシン K 阻害薬 かてぷしんけーそがいやく	cathepsin K inhibitor
可動域 かどういき	range of motion (ROM)
カドヘリン	cadherin
化膿性脊椎炎 かのうせいせきついえん	pyogenic spondylitis
カルシウム	calcium
カルシウム感知受容体 かるしうむかんちじゅようたい	calcium-sensing receptor

カルシウム吸収 かるしうむきゅうしゅう	calcium absorption
カルシウム結合蛋白[質] かるしうむけつごうたんぱく[しつ]	calcium-binding protein
カルシウム調節ホルモン かるしうむちょうせつほるもん	calcium-regulating hormone
カルシウム沈着* かるしうむちんちゃく	calcium deposition
カルシウム平衡 かるしうむへいこう	calcium balance
カルシトニン	calcitonin (CT)
カルシトニン遺伝子関連ペプチド かるしとにんいでんしかんれんぺぷちど	calcitonin gene-related peptide (CGRP)
肝疾患 かんしっかん	liver disease
間質細胞 かんしつさいぼう	stromal cell
[測定]関心領域 [そくてい]かんしんりょういき	area of interest (AOI), region of interest (ROI) 《骨量測定の》
関節 かんせつ	joint
関節痛 かんせつつう	arthralgia, joint pain
関節リウマチ かんせつりうまち	rheumatoid arthritis (RA)
完全骨折* かんぜんこっせつ	complete fracture
冠動脈疾患 かんどうみゃくしっかん	coronary [artery] disease (CAD)
γカルボキシグルタミン酸 がんまかるぼきしぐるたみんさん	γ-carboxyglutamic acid
γカルボキシル(グラ)化 がんまかるぼきしる(ぐら)か	γ-carboxylation
間葉系幹細胞 かんようけいかんさいぼう	mesenchymal stem cell (MSC)
間葉系細胞 かんようけいさいぼう	mesenchymal cell
機械的ストレス きかいてきすとれす	mechanical stress
偽関節 ぎかんせつ	nonunion, pseud[o]arthrosis
[骨]基質グラ蛋白[質] [こつ]きしつぐらたんぱく[しつ]	matrix Gla protein (MGP)

基準値 きじゅんち	reference value
基準範囲 きじゅんはんい	reference interval (range)
既存骨折* きそんこっせつ	prevalent fracture
亀背* きはい	gibbus
基本多細胞単位 きほんたさいぼうたんい	basic multicellular unit (BMU)
逆転期間 ぎゃくてんきかん	reversal period (Rv.P) 《骨形態計測》
逆転相 ぎゃくてんそう	reversal phase 《骨リモデリング》
逆転面 ぎゃくてんめん	reversal surface (Rv.S) 《骨形態計測》
逆流性食道炎 ぎゃくりゅうせいしょくどうえん	reflux esophagitis
休止相 きゅうしそう	quiescence phase 《骨リモデリング》
吸収エネルギー きゅうしゅうえねるぎー	absorbed energy
吸収期間 きゅうしゅうきかん	resorption period (Rs.P) 《骨形態計測》
吸収相 きゅうしゅうそう	resorption phase 《骨リモデリング》
吸収不良症候群 きゅうしゅうふりょうしょうこうぐん	malabsorption syndrome
QOL きゅーおーえる	quality of life (QOL)
QCT[法] きゅーしーてぃー[ほう]	quantitative computed tomography (QCT)
胸椎 きょうつい	thoracic vertebra
共役 きょうやく	coupling
虚血性心疾患 きょけつせいしんしっかん	ischemic heart disease
魚椎 ぎょつい	fish vertebra
亀裂骨折* きれつこっせつ	fissure fracture
筋骨格系 きんこっかくけい	musculoskeletal system
筋力訓練 きんりょくくんれん	muscle-strengthening exercise

筋力増強運動 きんりょくぞうきょううんどう	muscle-strengthening exercise
躯幹骨 くかんこつ	axial bone, trunk bone
クッシング症候群 くっしんぐしょうこうぐん	Cushing's syndrome
グラ(γカルボキシル)化 ぐら(がんまかるぼきしる)か	γ-carboxylation
グルココルチコイド	glucocorticoid (GC)
くる病 くるびょう	rickets
クローン病 くろーんびょう	Crohn's disease
脛骨 けいこつ	tibia 《複 tibiae》
形質転換成長因子 けいしつてんかんせいちょういんし	transforming growth factor (TGF)
形成期間 けいせいきかん	formation period (FP) 《骨形態計測》
形成相 けいせいそう	formation phase 《骨リモデリング》
形態骨折* けいたいこつせつ	morphometric fracture
頚椎 けいつい	cervical vertebra
経皮経椎弓根的椎体形成術 けいひけいついきゅうこんてきついたいけいせいじゅつ	percutaneous transpedicular vertebroplasty
結核性脊椎炎 けっかくせいせきついえん	tuberculous spondylitis 《= spinal caries, spinal tuberculosis》
血管石灰化 けっかんせっかいか	vascular calcification
月経歴 げっけいれき	menstrual history
楔状椎 けつ(せつ)じょうつい	wedge vertebra
血栓症 けっせんしょう	thrombosis
限局性骨粗鬆症 げんきょくせいこつそしょうしょう	localized osteoporosis
健康診断(健診) けんこうしんだん(けんしん)	medical checkup
[集団]検診 [しゅうだん]けんしん	mass [health] examination, mass screening
原発性骨粗鬆症* げんぱつせいこつそしょうしょう	primary osteoporosis

高[代謝]回転型骨粗鬆症 こう[たいしゃ]かいてんがたこつそしょうしょう	high turnover osteoporosis
高カルシウム血症 こうかるしうむけっしょう	hypercalcemia
高カルシウム尿[症] こうかるしうむにょう[しょう]	hypercalciuria
高血圧[症] こうけつあつ[しょう]	hypertension (HT)
甲状腺機能亢進症 こうじょうせんきのうこうしんしょう	hyperthyroidism
甲状腺ホルモン こうじょうせんほるもん	thyroid hormone
抗スクレロスチン抗体 こうすくれろすちんこうたい	antisclerostin antibody
剛性 ごうせい	stiffness
構造指標 こうぞうしひょう	structural index
構造特性 こうぞうとくせい	structural property
酵素的架橋* こうそてきかきょう	enzymatic crosslink
[広帯域]超音波減衰係数 [こうたいいき]ちょうおんぱげんすいけいすう	broadband ultrasound attenuation (BUA)
高[代謝]回転型骨粗鬆症 こう[たいしゃ]かいてんがたこつそしょうしょう	high turnover osteoporosis
更年期 こうねんき	climacterium
更年期障害 こうねんきしょうがい	climacteric disturbance
更年期症状 こうねんきしょうじょう	climacteric symptom
高ホモシステイン血症 こうほもしすていんけっしょう	hyperhomocysteinemia
抗RANKL抗体 こうらんくるこうたい	anti-RANKL antibody
高リン[酸]血[症] こうりん[さん]けつ[しょう]	hyperphosphatemia
[脊柱]後弯[症]* [せきちゅう]こうわん[しょう]	kyphosis
後弯形成術 こうわんけいせいじゅつ	kyphoplasty
骨 こつ (ほね)	bone
骨萎縮 こついしゅく	bone atrophy
骨壊死 こつえし	osteonecrosis
骨塩* こつえん	bone mineral
骨塩定量 こつえんていりょう	bone mineral measurement
骨塩量* こつえんりょう	bone mineral content (BMC)
骨化 こつか	ossification

骨格　こっかく	skeleton
骨芽細胞　こつがさいぼう	osteoblast
骨芽細胞数　こつがさいぼうすう	osteoblast number (N.Ob) 《骨形態計測》
骨芽細胞面　こつがさいぼうめん	osteoblast surface (Ob.S) 《骨形態計測》
骨芽細胞様細胞　こつがさいぼうようさいぼう	osteoblast-like cell
骨型アルカリホスファターゼ　こつがたあるかりほすふぁたーぜ	bone[-specific] alkaline phosphatase (B[S]AP)
骨幹　こっかん	diaphysis《複 diaphyses》
骨幹端　こっかんたん	metaphysis《複 metaphyses》
骨幹部骨折　こっかんぶこっせつ	diaphyseal fracture, shaft fracture
骨基質*　こつきしつ	bone matrix
骨基質(マトリックス)関連マーカー　こつきしつ(まとりっくす)かんれんまーかー	bone matrix-related marker
[骨]基質グラ蛋白[質]　[こつ]きしつぐらたんぱく[しつ]	matrix Gla protein (MGP)
骨基質蛋白[質]　こつきしつたんぱく[しつ]	bone matrix protein
骨吸収　こつきゅうしゅう	bone resorption
骨吸収速度　こつきゅうしゅうそくど	bone resorption rate (BRs.R)《骨形態計測》
骨吸収マーカー　こつきゅうしゅうまーかー	bone resorption marker
骨吸収抑制薬　こつきゅうしゅうよくせいやく	[bone] antiresorptive agent (drug)
骨吸収抑制薬関連顎骨壊死　こつきゅうしゅうよくせいやくかんれんがっこつえし	antiresorptive agent-related osteonecrosis of the jaw (ARONJ)
骨強度　こつきょうど	bone strength
骨棘*　こつきょく	osteophyte, spur
骨グラ蛋白[質]　こつぐらたんぱく[しつ]	bone Gla protein (BGP)《= osteocalcin》

骨形成 こつけいせい	bone formation, osteogenesis
骨形成促進薬 こつけいせいそくしんやく	[bone] formation promoting agent (drug), [bone] anabolic agent
骨形成速度 こつけいせいそくど	bone formation rate (BFR) 《骨形態計測》
骨形成蛋白[質] こつけいせいたんぱく[しつ]	bone morphogenetic protein (BMP)
骨形成不全症 こつけいせいふぜんしょう	osteogenesis imperfecta [congenita] (OI)
骨形成マーカー こつけいせいまーかー	bone formation marker
骨形態計測[法] こつけいたいけいそく[ほう]	bone morphometry
骨−血管相関 こつけっかんそうかん	bone-vascular axis
骨減少* こつげんしょう	osteopenia
骨原性細胞 こつげんせいさいぼう	osteogenic cell
骨硬化[症] こつこうか[しょう]	osteosclerosis
骨構造 こつこうぞう	bone architecture (structure)
骨細管 こつさいかん	bone canaliculus
骨細胞 こつさいぼう	osteocyte
骨細胞マーカー こつさいぼうまーかー	osteocyte marker
骨挫傷 こつざしょう	bone bruise
骨ジオメトリー こつじおめとりー	bone geometry
骨質 こつしつ	bone quality
骨質劣化 こつしつれっか	bone quality deterioration
骨小腔 こつしょうくう	bone cavity, lacuna 《複 lacunae》
骨親和性 こつしんわせい	bone affinity
骨髄 こつずい	bone marrow
骨髄浮腫 こつずいふしゅ	bone marrow edema
骨生検 こつせいけん	bone biopsy
骨脆弱性 こつぜいじゃくせい	bone fragility
骨折 こっせつ	[bone] fracture

骨折閾値 こっせついきち	fracture threshold
骨石灰化* こつせっかいか	bone calcification
骨石灰化速度 こつせっかいかそくど	mineral apposition rate (MAR)《骨形態計測》
骨石灰化遅延時間 こつせっかいかちえんじかん	mineralization lag time (Mlt)《骨形態計測》
骨石灰化面 こつせっかいかめん	mineralizing surface (MS)《骨形態計測》
骨折確率 こっせつかくりつ	fracture probability
骨接合術 こっせつごうじゅつ	osteosynthesis
骨折線 こっせつせん	fracture line
[骨折]遷延治癒 [こっせつ]せんえんちゆ	delayed union
骨折リスク こっせつりすく	fracture risk
骨セメント こつせめんと	bone cement
骨組織 こつそしき	bone tissue
骨組織形態計測[法] こつそしきけいたいけいそく[ほう]	bone histomorphometry
骨粗鬆症 こつそしょうしょう	osteoporosis
骨粗鬆症検診 こつそしょうしょうけんしん	osteoporosis screening
骨粗鬆症性骨折* こつそしょうしょうせいこっせつ	osteoporotic fracture
骨代謝 こつたいしゃ	bone metabolism
骨代謝回転 こつたいしゃかいてん	bone turnover
骨代謝マーカー こつたいしゃまーかー	bone metabolic (turnover) marker
骨多細胞単位 こつたさいぼうたんい	bone multicellular unit (BMU)
骨端 こったん	epiphysis《複 epiphyses》
骨単位 こつたんい	osteon
骨端線 こったんせん	epiphyseal line
骨端線閉鎖 こったんせんへいさ	epiphyseal closure
骨痛 こつつう	bone pain, ostalgia
骨テクスチャー解析 こってくすちゃーかいせき	bone texture analysis

骨転移 こつてんい	bone metastasis
骨動態 こつどうたい	bone dynamics
骨軟化症 こつなんかしょう	osteomalacia
骨パジェット病 こつぱじぇっとびょう	Paget's disease of bone
骨盤 こつばん	pelvis《複 pelves》
骨盤骨 こつばんこつ	pelvic bone
骨盤骨折 こつばんこっせつ	pelvic fracture
骨微細構造 こつびさいこうぞう	bone microarchitecture
骨微細損傷 こつびさいそんしょう	bone microdamage
骨評価* こつひょうか	bone assessment
骨片 こっぺん	bone fragment
骨膜 こつまく	periosteum
骨膜下骨吸収 こつまくかこつきゅうしゅう	subperiosteal resorption
骨マトリックス(基質)関連マーカー こつまとりっくす(きしつ)かんれんまーかー	bone matrix-related marker
骨密度* こつみつど	bone mineral density (BMD), bone density
骨密度測定 こつみつどそくてい	bone mineral density measurement
骨ミネラル* こつみねらる	bone mineral
骨ミネラル化* こつみねらるか	bone mineralization
骨面 こつめん	bone surface (BS)《骨形態計測》
骨モデリング こつもでりんぐ	bone modeling
骨癒合 こつゆごう	[bone] union
骨癒合不全 こつゆごうふぜん	nonunion
骨リモデリング こつりもでりんぐ	bone remodeling
骨量* こつりょう	bone mass
[海綿]骨量 [かいめん]こつりょう	[cancellous] bone volume ([Cn-]BV)《骨形態計測》
骨梁 こつりょう	trabecula《複 trabeculae》
骨梁間隙 こつりょうかんげき	trabecular separation

62　こつりょうげんしょう

	(Tb.Sp)《骨形態計測》
骨量減少 * こつりょうげんしょう	low bone mass
骨梁骨折 こつりょうこっせつ	trabecular fracture
骨梁数 こつりょうすう	trabecular number (Tb.N)
	《骨形態計測》
骨量測定 * こつりょうそくてい	bone mass measurement
骨梁幅 こつりょうはば	trabecular thickness (Tb.Th)
	《骨形態計測》
骨量評価 こつりょうひょうか	bone mass assessment
コラーゲン	collagen
コラーゲン架橋 こらーげんかきょう	collagen crosslink
コンピューター断層撮影[法] こんぴゅーたーだんそうさつえい[ほう]	computed (computerized) tomography (CT)
コンプライアンス	compliance

サ 行

材質特性 ざいしつとくせい	material property
最小有意変化 さいしょうゆういへんか	least significant change (LSC), minimum significant change (MSC)
最大荷重(負荷) さいだいかじゅう(ふか)	maximum load
最大骨量 さいだいこつりょう	peak bone mass (PBM)
最大歩行速度 さいだいほこうそくど	maximum walking speed
サイトカイン	cytokine
坐骨 ざこつ	ischium
サプリメント	supplement
サルコペニア	sarcopenia
酸化ストレス さんかすとれす	oxidative stress
酸ホスファターゼ さんほすふぁたーぜ	acid phosphatase (ACP)

GnRH作動薬	じーえぬあーるえいちさどうやく	GnRH agonist
磁気共鳴画像診断法	じききょうめいがぞうしんだんほう	magnetic resonance imaging (MRI)
持久性訓練	じきゅうせいくんれん	endurance training
糸球体濾過率	しきゅうたいろかりつ	glomerular filtration rate (GFR)
CKDに伴うミネラル骨代謝異常	しーけーでぃーにともなうみねらるこつたいしゃいじょう	chronic kidney disease (CKD)-mineral and bone disorder (CKD-MBD)
脂質異常症	ししついじょうしょう	dyslipidemia
歯周炎	ししゅうえん	periodontitis
歯周病	ししゅうびょう	periodontal disease
姿勢平衡	しせいへいこう	postural equilibrium
脂肪細胞	しぼうさいぼう	adipocyte
若年性骨粗鬆症*	じゃくねんせいこつそしょうしょう	juvenile osteoporosis
若年成人平均値	じゃくねんせいじんへいきんち	young adult mean (YAM)
尺骨	しゃっこつ	ulna 《複 ulnae》
重症骨粗鬆症	じゅうしょうこつそしょうしょう	severe osteoporosis
[集団]検診	[しゅうだん]けんしん	mass [health] examination, mass screening
柔軟体操	じゅうなんたいそう	calisthenics, setting-up exercise
周閉経期	しゅうへいけいき	perimenopause
終末糖化産物*	しゅうまつとうかさんぶつ	advanced glycation end product[s] (AGE[s])
粥状硬化[症]	じゅくじょうこうか[しょう]	atherosclerosis
酒石酸抵抗性酸ホスファターゼ	しゅせきさんていこうせいさんほすふぁたーぜ	tartrate-resistant acid phosphatase (TRACP)
腫瘍壊死因子	しゅようえしいんし	tumor necrosis factor (TNF)
主要骨粗鬆症性骨折	しゅようこつそしょうしょうせいこっせつ	major osteoporotic fractures
衝撃荷重運動	しょうげきかじゅううんどう	impact exercise

踵骨 しょうこつ	calcaneus《複 calcanei》
小転子 しょうてんし	lesser trochanter
上部消化管障害 じょうぶしょうかかんしょうがい	upper gastrointestinal disorder
静脈血栓塞栓症 じょうみゃくけっせんそくせんしょう	venous thromboembolism (VTE)
上腕骨 じょうわんこつ	humerus《複 humeri》
上腕骨近位部骨折 じょうわんこつきんいぶこっせつ	proximal humerus fracture
食事指導 しょくじしどう	nutrition counseling
食事療法 しょくじりょうほう	diet therapy, dietetics
除脂肪体重 じょしぼうたいじゅう	fat free mass, lean body mass (LBM)
女性ホルモン じょせいほるもん	female sex hormone
新規骨折* しんきこっせつ	incident fracture
腎機能 じんきのう	renal function
腎機能障害(低下) じんきのうしょうがい(ていか)	renal dysfunction
神経性食思(食欲)不振症 しんけいせいしょくし(しょくよく)ふしんしょう	anorexia nervosa
人工[大腿]骨頭置換術 じんこう[だいたい]こっとうちかんじゅつ	femoral head prosthetic replacement
人工閉経 じんこうへいけい	artificial menopause
浸食面 しんしょくめん	eroded surface (ES)《骨形態計測》
靭性 じんせい	toughness
腎性骨異栄養症 じんせいこついえいようしょう	renal osteodystrophy (ROD)
新鮮骨折 しんせんこっせつ	fresh fracture
身体的検査 しんたいてきけんさ	physical examination
身体[的]診察 しんたい[てき]しんさつ	physical examination
身長短縮(低下) しんちょうたんしゅく(ていか)	height loss
深部静脈血栓症 しんぶじょうみゃくけっせんしょう	deep vein (venous) thrombosis (DVT)
腎不全 じんふぜん	renal failure

心房細動 しんぼうさいどう	atrial fibrillation (Af)
推奨量 すいしょうりょう	recommended dietary allowance
スクリーニング	screening
スクレロスチン	sclerostin
スティフネス	stiffness
ステロイド	steroid
ステロイド[性抗炎症]薬 すてろいど[せいこうえんしょう]やく	steroidal antiinflammatory drug
ステロイド性骨粗鬆症 すてろいどせいこつそしょうしょう	glucocorticoid-induced osteoporosis (GIO)
ストレッチング運動 すとれっちんぐうんどう	[muscle-]stretching exercise
生活習慣 せいかつしゅうかん	life style
生活習慣病 せいかつしゅうかんびょう	lifestyle-related disease
生活習慣病関連骨粗鬆症 せいかつしゅうかんびょうかんれんこつそしょうしょう	lifestyle disease-related osteoporosis
生活の質 せいかつのしつ	quality of life (QOL)
静止期間 せいしきかん	quiescent period (QP) 《骨形態計測》
静止面 せいしめん	quiescent surface (QS) 《骨形態計測》
脆弱性骨折* ぜいじゃくせいこつせつ	fragility (insufficiency) fracture
成熟[型]架橋* せいじゅく[がた]かきょう	mature crosslink
成熟骨芽細胞 せいじゅくこつがさいぼう	mature osteoblast
性腺機能低下 せいせんきのうていか	hypogonadism
生物学的製剤 せいぶつがくてきせいざい	biological agent (product)
性ホルモン抑制[療法] せいほるもんよくせい[りょうほう]	sex hormone suppression [therapy]
生理的架橋* せいりてきかきょう	physiological crosslink
生理的範囲 せいりてきはんい	physiological range
脊髄 せきずい	spinal cord

脊髄[性]麻痺 せきずい[せい]まひ	spinal paralysis
脊髄損傷* せきずいそんしょう	spinal cord injury (SCI)
脊柱 せきちゅう	spinal column, spine
脊柱管狭窄症 せきちゅうかんきょうさくしょう	spinal [canal] stenosis
[脊柱]後弯[症]* [せきちゅう]こうわん[しょう]	kyphosis
[脊柱]前弯 [せきちゅう]ぜんわん	lordosis
[脊柱]側弯[症] [せきちゅう]そくわん[しょう]	scoliosis
脊柱変形* せきちゅうへんけい	spinal deformity
脊椎 せきつい	spine
脊椎カリエス せきついかりえす	spinal caries 《＝spinal tuberculosis, tuberculous spondylitis》
脊椎結核 せきついけっかく	spinal tuberculosis 《＝spinal caries, tuberculous spondylitis》
脊椎血管腫 せきついけっかんしゅ	spinal [hem]angioma
脊椎骨折* せきついこっせつ	spinal fracture
石灰化* せっかいか	calcification
石灰化基質 せっかいかきしつ	[bone] mineralized matrix
石灰化骨骨面 せっかいかこつこつめん	mineralized surface (Md.S) 《骨形態計測》
石灰沈着症* せっかいちんちゃくしょう	calcinosis
楔状椎 せつ(けつ)じょうつい	wedge vertebra
Zスコア ぜっとすこあ	Z-score
説明と同意 せつめいとどうい	informed consent (IC)
セメント線 せめんとせん	cement line
セロトニン神経系 せろとにんしんけいけい	serotonin nervous system
線維化骨髄量 せんいかこつずいりょう	fibrosis volume (Fb.V) 《骨形態計測》
線維芽細胞増殖因子 せんいがさいぼうぞうしょくいんし	fibroblast growth factor (FGF)
線維性骨異形成症 せんいせいこついけいせいしょう	fibrous dysplasia [of bone]

線維性骨炎 せんいせいこつえん	osteitis fibrosa
[骨折]遷延治癒 [こっせつ]せんえんちゆ	delayed union
前駆症状 ぜんくしょうじょう	premonitory symptom, prodromal symptom, prodrome
仙骨 せんこつ	sacrum
前骨芽細胞 ぜんこつがさいぼう	preosteoblast
全大腿骨近位部 ぜんだいたいこつきんいぶ	total hip
選択的エストロゲン受容体モジュレーター せんたくてきえすとろげんじゅようたいもじゅれーたー	selective estrogen receptor modulator (SERM)
選択的セロトニン再取り込み阻害薬 せんたくてきせろとにんさいとりこみそがいやく	selective serotonin reuptake inhibitor (SSRI)
仙椎 せんつい	sacral vertebra
前破骨細胞 ぜんはこつさいぼう	preosteoclast
前立腺癌 ぜんりつせんがん	prostate (prostatic) cancer
[脊柱]前弯 [せきちゅう]ぜんわん	lordosis
前腕骨 ぜんわんこつ	forearm bone
前腕骨遠位端骨折 ぜんわんこつえんいたんこっせつ	distal forearm fracture
増悪* ぞうあく	worsening《椎体変形の》
臓器移植 ぞうきいしょく	organ transplantation
[臓器]移植後骨粗鬆症 [ぞうき]いしょくごこつそしょうしょう	posttransplantation osteoporosis
早発閉経 そうはつへいけい	premature menopause
[測定]関心領域 [そくてい]かんしんりょういき	area of interest (AOI), region of interest (ROI)《骨量測定の》
続発性骨粗鬆症* ぞくはつせいこつそしょうしょう	secondary osteoporosis
[脊柱]側弯[症] そくわん[しょう]	scoliosis
組織非特異的アルカリホスファターゼ そしきひとくいてきあるかりほすふぁたーぜ	tissue-nonspecific alkaline phosphatase
組織量 そしきりょう	tissue volume (TV)《骨形態計測》

タ行

第一選択薬 だいいちせんたくやく　　first choice (line) drug
太極拳 たいきょくけん　　tai chi chuan, Tai Ji
退行期骨粗鬆症 たいこうきこつそしょうしょう　　involutional osteoporosis 《現在は用いない》

代謝性骨疾患 たいしゃせいこつしっかん　　metabolic bone disease
体積骨密度＊ たいせきこつみつど　　volumetric bone mineral density (vBMD)

大腿骨 だいたいこつ　　femur
大腿骨近位部 だいたいこつきんいぶ　　proximal femur
大腿骨近位部骨折＊ だいたいこつきんいぶこっせつ　　hip fracture
大腿骨頚部 だいたいこつけいぶ　　femoral neck
大腿骨頚部骨折＊ だいたいこつけいぶこっせつ　　femoral neck fracture
大腿骨骨幹部 だいたいこつこっかんぶ　　femoral shaft
大腿骨骨幹部骨折 だいたいこつこっかんぶこっせつ　　diaphyseal femoral fracture, femoral shaft fracture

大腿骨骨折 だいたいこつこっせつ　　femoral fracture
[大腿骨]転子下骨折 [だいたいこつ]てんしかこっせつ　　subtrochanteric [femur] fracture
[大腿骨]転子間骨折 [だいたいこつ]てんしかんこっせつ　　intertrochanteric [femur] fracture
[大腿骨]転子貫通骨折 [だいたいこつ]てんしかんつうこっせつ　　pertrochanteric [femur] fracture
[大腿骨]転子間部 [だいたいこつ]てんしかんぶ　　femoral intertrochanter, intertrochanteric region
[大腿骨]転子部 [だいたいこつ]てんしぶ　　femoral trochanter, trochanteric region
[大腿骨]転子部骨折＊ [だいたいこつ]てんしぶこっせつ　　trochanteric [femur] fracture
大腿骨頭 だいたいこっとう　　femoral head

大腿骨頭圧潰 だいたいこっとうあっかい	femoral head collapse
大腿骨頭壊死[症] だいたいこっとうえし[しょう]	femoral head necrosis
大転子 だいてんし	greater trochanter
[薬物]体内動態 [やくぶつ]たいないどうたい	pharmacokinetics
大理石骨病 だいりせきこつびょう	osteopetrosis
多孔性 たこうせい	porosity
脱共役 だっきょうやく	uncoupling
多発性骨髄腫 たはつせいこつずいしゅ	multiple myeloma (MM)
多発[性]骨折 たはつ[せい]こっせつ	multiple fractures
単一エネルギーX(エックス)線吸収[測定]法 たんいつえねるぎーえっくすせんきゅうしゅう[そくてい]ほう	single energy X-ray absorptiometry (SXA)
単一光子吸収[測定]法 たんいつこうししきゅうしゅう[そくてい]ほう	single photon absorptiometry (SPA)
弾性 だんせい	elasticity
男性骨粗鬆症* だんせいこつそしょうしょう	male osteoporosis
蛋白[質]同化ホルモン たんぱく[しつ]どうかほるもん	protein anabolic steroid
チアゾリジン誘導体 ちあぞりじんゆうどうたい	thiazolidine derivative
恥骨 ちこつ	pubic bone, pubis
窒素含有ビスホスホネート ちっそがんゆうびすほすほねーと	nitrogen-containing bisphosphonate
緻密骨 ちみつこつ	compact bone
中手骨 ちゅうしゅこつ	metacarpal bone
超音波 ちょうおんぱ	ultrasound
[広帯域]超音波減衰係数 [こうたいいき]ちょうおんぱげんすいけいすう	broadband ultrasound attenuation (BUA)
超音波伝播速度* ちょうおんぱでんぱそくど	speed of sound (SOS)
長管骨 ちょうかんこつ	long bone
腸骨 ちょうこつ	ilium 《複 ilia》
跳躍運動 ちょうやくうんどう	jumping exercise
陳旧[性]骨折 ちんきゅう[せい]こっせつ	old fracture

椎間関節 ついかんかんせつ	facet [joint]
椎弓 ついきゅう	vertebral arch
椎弓根 ついきゅうこん	pedicle
椎骨 ついこつ	vertebra《複 vertebrae》
椎体 ついたい	vertebral body
椎体形成術 ついたいけいせいじゅつ	vertebroplasty
椎体骨折* ついたいこっせつ	vertebral [body] fracture
椎体変形* ついたいへんけい	vertebral deformity
対麻痺 ついまひ	paraplegia
低[代謝]回転型骨粗鬆症 てい[たいしゃ]かいてんがたこつそしょうしょう	low turnover osteoporosis
低カルシウム血症 ていかるしうむけっしょう	hypocalcemia
低カルボキシル化オステオカルシン ていかるぼきしるかおすておかるしん	undercarboxylated osteocalcin (ucOC)
低強度運動 ていきょうどうんどう	low intensity exercise
低骨密度 ていこつみつど	low bone mineral density
低骨量* ていこつりょう	low bone mass
Tスコア てぃーすこあ	T-score
低[代謝]回転型骨粗鬆症 てい[たいしゃ]かいてんがたこつそしょうしょう	low turnover osteoporosis
低体重 ていたいじゅう	underweight
T2強調像 てぃーつーきょうちょうぞう	T2-weighted image (T2WI)
低ホスファターゼ血症 ていほすふぁたーぜけっしょう	hypophosphatasia
T1強調像 てぃーわんきょうちょうぞう	T1-weighted image (T1WI)
定量的コンピューター断層撮影[法] ていりょうてきこんぴゅーたーだんそうさつえい[ほう]	quantitative computed tomography (QCT)
定量的超音波[測定]法* ていりょうてきちょうおんぱ[そくてい]ほう	quantitative ultrasound [sonography] (QUS)
定量的評価法 ていりょうてきひょうかほう	quantitative assessment, quantitative method (QM)
低リン[酸]血[症] ていりん[さん]けつ[しょう]	hypophosphatemia
デオキシピリジノリン	deoxypyridinoline (DPD)

転位 てんい	displacement 《骨片の》
転移性骨腫瘍 てんいせいこつしゅよう	metastatic bone tumor
転子 てんし	trochanter
[大腿骨]転子下骨折 [だいたいこつ]てんしかこっせつ	subtrochanteric [femur] fracture
[大腿骨]転子間骨折 [だいたいこつ]てんしかんこっせつ	intertrochanteric [femur] fracture
[大腿骨]転子貫通骨折 [だいたいこつ]てんしかんつうこっせつ	pertrochanteric [femur] fracture
[大腿骨]転子間部 [だいたいこつ]てんしかんぶ	femoral intertrochanter, intertrochanteric region
[大腿骨]転子部 [だいたいこつ]てんしぶ	femoral trochanter, trochanteric region
[大腿骨]転子部骨折* [だいたいこつ]てんしぶこっせつ	trochanteric [femur] fracture
転倒 てんとう	fall
天然型ビタミンD てんねんがたびたみんでぃー	native (natural) vitamin D
転落 てんらく	tumble
糖化 とうか	glycation
同化 どうか	anabolic 《形》
橈骨 とうこつ	radius 《複 radii》
橈骨遠位端骨折 とうこつえんいたんこっせつ	distal radius fracture
糖質コルチコイド とうしつこるちこいど	glucocorticoid (GC)
糖代謝 とうたいしゃ	glucose metabolism
疼痛 とうつう	pain
動的指標 どうてきしひょう	kinetic index
糖尿病 とうにょうびょう	diabetes [mellitus] (DM)
動脈硬化[症] どうみゃくこうか[しょう]	arteriosclerosis
動脈[壁]石灰化 どうみゃく[へき]せっかいか	arterial calcification
特発性骨粗鬆症* とくはつせいこつそしょうしょう	idiopathic osteoporosis

ナ 行

軟骨 なんこつ	cartilage
II型コラーゲン にがたこらーげん	type II collagen
二次石灰化* にじせっかいか	secondary calcification
二次ミネラル化* にじみねらるか	secondary mineralization
二重エネルギーX(エックス)線吸収[測定]法 にじゅうえねるぎーえっくすせんきゅうしゅう[そくてい]ほう	dual energy X-ray absorptiometry (DXA)
二重光子吸収[測定]法 にじゅうこうしきゅうしゅう[そくてい]ほう	dual photon absorptiometry
二重標識面 にじゅうひょうしきめん	double labeled surface (dLS) 《骨形態計測》
二次予防 にじよぼう	secondary prevention
日内変動 にちないへんどう	diurnal variation
日間変動 にっかんへんどう	daily (interday) variation
日光曝露 にっこうばくろ	sun exposure
乳癌 にゅうがん	breast cancer (carcinoma), mammary carcinoma
乳酸カルシウム にゅうさんかるしうむ	calcium lactate
乳糖不耐症 にゅうとうふたいしょう	lactose intolerance
妊娠後骨粗鬆症* にんしんごこつそしょうしょう	postpregnancy osteoporosis
認知症 にんちしょう	dementia
忍容性 にんようせい	tolerability
脳梗塞 のうこうそく	brain (cerebral) infarction
脳卒中 のうそっちゅう	apoplexy, stroke

ハ 行

背筋運動 はいきんうんどう	back [muscle] exercise
背部痛 はいぶつう	back pain
廃用症候群 はいようしょうこうぐん	disuse syndrome
廃用性骨粗鬆症 はいようせいこつそしょうしょう	disuse osteoporosis
破骨細胞 はこつさいぼう	osteoclast
破骨細胞活性化因子 はこつさいぼうかっせいかいんし	osteoclast activating factor (OAF)
破骨細胞形成抑制因子 はこつさいぼうけいせいよくせいいんし	osteoclastogenesis inhibitory factor (OCIF) 《＝osteoprotegerin》
破骨細胞数 はこつさいぼうすう	osteoclast number (N.Oc) 《骨形態計測》
破骨細胞分化[誘導]因子 はこつさいぼうぶんか[ゆうどう]いんし	osteoclast differentiation factor (ODF)
破骨細胞面 はこつさいぼうめん	osteoclast surface (Oc.S) 《骨形態計測》
バセドウ病 ばせどうびょう	Basedow's disease
抜歯 ばっし	exodontia, tooth extraction
発生率 はっせいりつ	incidence
ハバース管 はばーすかん	haversian canal
バランス運動 ばらんすうんどう	balance exercise
バランス訓練 ばらんすくんれん	balance training
破裂骨折 はれつこっせつ	burst[ing] fracture
半定量的評価法 はんていりょうてきひょうかほう	semiquantitative assessment (method) (SQ)
BMI びーえむあい	body mass index (BMI)
非外傷性骨折 ひがいしょうせいこっせつ	nontraumatic fracture
非荷重骨 ひかじゅうこつ	nonweight-bearing bone
非カルボキシル化オステオカルシン ひかる	uncarboxylated osteocalcin

pQCT[法] ぴーきゅーしーてぃー[ほう]	peripheral quantitative computed tomography (pQCT)
非酵素的架橋* ひこうそてきかきょう	nonenzymatic crosslink
腓骨 ひこつ	fibula
微細構造 びさいこうぞう	microarchitecture
微細損傷 びさいそんしょう	microdamage
皮質骨 ひしつこつ	cortical bone
皮質骨多孔率 ひしつこつたこうりつ	cortical porosity (Ct.P) 《骨形態計測》
皮質骨幅 ひしつこつはば	cortical thickness (Ct.Th) 《骨形態計測》
微小骨折 びしょうこっせつ	microfracture
非ステロイド性抗炎症薬 ひすてろいどせいこうえんしょうやく	nonsteroidal antiinflammatory drug (NSAID)
ビスホスホネート	bisphosphonate (BP)
ビスホスホネート関連顎骨壊死 びすほすほねーとかんれんがっこつえし	bisphosphonate-related osteonecrosis of the jaw (BRONJ)
非生理的架橋* ひせいりてきかきょう	nonphysiological crosslink
ビタミンA びたみんえー	vitamin A
ビタミンA過剰[症] びたみんえーかじょう[しょう]	hypervitaminosis A
ビタミンK びたみんけー	vitamin K
ビタミンK依存性カルボキシラーゼ びたみんけーいぞんせいかるぼきしらーぜ	vitamin K-dependent carboxylase
ビタミン欠乏[症] びたみんけつぼう[しょう]	hypovitaminosis, vitamin deficiency
ビタミンC びたみんしー	vitamin C 《＝ascorbic acid》
ビタミンC欠乏症 びたみんしーけつぼうしょう	vitamin C deficiency
ビタミンD びたみんでぃー	vitamin D

ビタミン D 過剰[症] びたみんでぃーかじょう[しょう]	hypervitaminosis D
ビタミン D 結合蛋白 びたみんでぃーけつごうたんぱく	vitamin D-binding protein
ビタミン D 欠乏[症] びたみんでぃーけつぼう[しょう]	vitamin D deficiency
ビタミン D 受容体 びたみんでぃーじゅようたい	vitamin D receptor (VDR)
ビタミン D 不足 びたみんでぃーぶそく	vitamin D insufficiency
ビタミン D 誘導体 びたみんでぃーゆうどうたい	vitamin D derivative
非椎体骨折 ひついたいこっせつ	nonvertebral [body] fracture
ヒッププロテクター	hip protector
非定型[的]骨折 ひていけい[てき]こっせつ	atypical fracture
非定型[的]大腿骨骨折 ひていけい[てき]だいたいこつこっせつ	atypical femoral fracture
ヒドロキシアパタイト	hydroxyapatite (HA)
ヒドロキシピリジニウム架橋 ひどろきしぴりじにうむかきょう	hydroxypyridinium crosslink
ヒドロキシプロリン	hydroxyproline (HYP)
標識間幅 ひょうしきかんはば	inter-labels thickness (Ir.L.Th)《骨形態計測》
標的化リモデリング ひょうてきかりもでりんぐ	targeted remodeling
病的骨折 びょうてきこっせつ	pathologic fracture
病歴聴取 びょうれきちょうしゅ	[medical] history taking
ピリジニウム架橋* ぴりじにうむかきょう	pyridinium crosslink
ピリジニル基 ぴりじにるき	pyridinyl group
ピリジノリン	pyridinoline (PYD)
ピリジノリン架橋* ぴりじのりんかきょう	pyridinoline crosslink
ビルロート II 法 びるろーとにほう	Billroth II
疲労骨折 ひろうこっせつ	fatigue (stress) fracture
ピロリン酸[塩] ぴろりんさん[えん]	pyrophosphate
不安定骨折 ふあんていこっせつ	unstable fracture
フィロキノン	phylloquinone (PK)

《＝vitamin K₁》

フォルクマン管 ふぉるくまんかん	Volkmann's canal
不完全骨折* ふかんぜんこっせつ	incomplete fracture
副甲状腺機能亢進症 ふくこうじょうせんきのうこうしんしょう	hyperparathyroidism
副甲状腺ホルモン ふくこうじょうせんほるもん	parathormone (PTH), parathyroid hormone (PTH)
副甲状腺ホルモン関連蛋白［質］ ふくこうじょうせんほるもんかんれんたんぱく［しつ］	parathyroid hormone-related protein (PTHrP)
副作用 ふくさよう	side effect
副腎皮質ステロイド ふくじんひしつすてろいど	adrenocorticosteroid
服薬継続率 ふくやくけいぞくりつ	continuation (persistence) rate
服薬指導 ふくやくしどう	medication counseling
服薬順守 ふくやくじゅんしゅ	compliance
服薬順守率 ふくやくじゅんしゅりつ	medication possession ratio (MPR)
不顕性骨折* ふけんせいこっせつ	occult fracture
不動 ふどう	immobility
不動化 ふどうか	immobilization
不動性骨粗鬆症 ふどうせいこつそしょうしょう	immobilization osteoporosis
プライマリーケア	primary care
フラボノイド	flavonoid
プロコラーゲン	procollagen
プロビタミンD ぷろびたみんでぃー	provitamin D
粉砕骨折 ふんさいこっせつ	comminuted fracture
閉経［期］ へいけい［き］	menopause
閉経後［の］ へいけいご［の］	postmenopausal《形》
閉経後骨粗鬆症* へいけいごこつそしょうしょう	postmenopausal osteoporosis
閉経前［の］ へいけいぜん［の］	premenopausal《形》
壁‒後頭骨間距離 へきこうとうこつかんきょり	wall-occiput distance

変形性関節症 へんけいせいかんせつしょう	degenerative arthritis, osteoarthritis (OA), osteoarthrosis (OA)
変形性膝関節症 へんけいせいしつ(ひざ)かんせつしょう	knee osteoarthritis
変形性脊椎症 へんけいせいせきついしょう	spondylosis deformans
変形治癒骨折 へんけいちゆこっせつ	malunited fracture
変形癒合 へんけいゆごう	malunion
変動係数 へんどうけいすう	coefficient of variation (CV)
ペントシジン	pentosidine
ペントシジン架橋* ぺんとしじんかきょう	pentosidine crosslink
扁平椎 へんぺいつい	platyspondylia
傍関節性骨粗鬆症 ぼうかんせつせいこつそしょうしょう	periarticular osteoporosis
歩行訓練 ほこうくんれん	gait training
補正石灰化速度 ほせいせっかいかそくど	adjusted apposition rate (Aj.AR)《骨形態計測》
骨 ほね(こつ)	bone
ホモシステイン	homocysteine (HCY)
ホルモン補充療法 ほるもんほじゅうりょうほう	hormone replacement therapy (HRT)

マ 行

曲げ荷重(負荷) まげかじゅう(ふか)	bending load
末梢骨 まっしょうこつ	peripheral bone
末梢骨 QCT(定量的コンピューター断層撮影)[法] まっしょうこつきゅーしーてぃー(ていりょうてきこんぴゅーたーだんそうさつえい)[ほう]	peripheral quantitative computed tomography (pQCT)
マトリックスメタロプロテアーゼ	matrix metalloprotease

マトリックスメタロプロテイナーゼ	matrix metalloproteinase (MMP)
マルファン症候群 まるふぁんしょうこうぐん	Marfan's syndrome
慢性腎臓病 まんせいじんぞうびょう	chronic kidney disease (CKD)
慢性閉塞性肺疾患 まんせいへいそくせいはいしっかん	chronic obstructive pulmonary disease (COPD)
未熟[型]架橋* みじゅく[がた]かきょう	immature crosslink
ミネラル化* みねらるか	mineralization
無形成骨症 むけいせいこつしょう	adynamic bone disease (ABD)
無月経 むげっけい	amenorrhea
無酸素運動 むさんそうんどう	anaerobic exercise
無反応例 むはんのうれい	nonresponder
メチレンテトラヒドロ葉酸還元酵素 めちれんてとらひどろようさんかんげんこうそ	methylenetetrahydrofolate reductase (MTHFR)
メナキノン	menaquinone (MK) 《＝ vitamin K₂》
面積骨密度* めんせきこつみつど	areal bone mineral density (aBMD)
モデリング	modeling

ヤ 行

[薬物]体内動態 [やくぶつ]たいないどうたい	pharmacokinetics
薬物[誘発]性骨粗鬆症 やくぶつ[ゆうはつ]せいこつそしょうしょう	drug-induced osteoporosis
薬物動態 やくぶつどうたい	fate of drug

薬物動態学 やくぶつどうたいがく	pharmacokinetics
有害作用 ゆうがいさよう	adverse effect
有害事象 ゆうがいじしょう	adverse event
有害反応 ゆうがいはんのう	adverse reaction
有限要素解析 ゆうげんようそかいせき	finite element analysis (FEA)
有酸素運動 ゆうさんそうんどう	aerobic exercise
有病率 ゆうびょうりつ	prevalence
葉酸 ようさん	folate, folic acid
葉酸還元酵素 ようさんかんげんこうそ	folic acid reductase
腰椎 ようつい	lumbar vertebra
腰痛 ようつう	low back pain, lumbago

ラ 行

ライニング細胞 らいにんぐさいぼう	lining cell
ライフスタイル	life style
卵巣摘出[術] らんそうてきしゅつ[じゅつ]	oophorectomy, ovariectomy (OVX)
理学療法 りがくりょうほう	physical therapy, physiotherapy
罹患率 りかんりつ	incidence
力学的負荷 りきがくてきふか	mechanical stress
リジルオキシダーゼ	lysyl oxidase (LOX)
リモデリング	remodeling
リモデリング期間 りもでりんぐきかん	remodeling period (Rm.P) 《骨形態計測》
リモデリング周期 りもでりんぐしゅうき	remodeling cycle
リン酸カルシウム りんさんかるしうむ	calcium phosphate
臨床骨折* りんしょうこっせつ	clinical fracture
臨床椎体骨折* りんしょうついたいこっせつ	clinical vertebral [body]

	fracture
類骨 るいこつ	osteoid
類骨形成速度 るいこつけいせいそくど	osteoid apposition rate (OAR)《骨形態計測》
類骨-骨相互作用 るいこつこつそうごさよう	osteoid-bone interaction
類骨成熟時間 るいこつせいじゅくじかん	osteoid maturation time (Omt)《骨形態計測》
類骨幅 るいこつはば	osteoid thickness (O.Th)《骨形態計測》
類骨面 るいこつめん	osteoid surface (OS)《骨形態計測》
類骨量 るいこつりょう	osteoid volume (OV)《骨形態計測》
ルー・ワイ吻合 るーわいふんごう	Roux-en-Y anastomosis
レジスタンストレーニング	resistance training, resistive exercise
レプチン	leptin
老化[型]架橋* ろうか[がた]かきょう	aged type crosslink
老人性 ろうじんせい	senile《形》
老人(老年)性骨粗鬆症 ろうじん(ろうねん)せいこつそしょうしょう	senile osteoporosis《旧分類》
老年期[の] ろうねんき[の]	senile《形》
ロコモティブシンドローム	locomotive syndrome
肋骨 ろっこつ	rib
肋骨-骨盤間距離 ろっこつこつばんかんきょり	rib-pelvis distance

ワ 行

若木骨折* わかぎこっせつ	greenstick fracture

用語解説編

● 原発性骨粗鬆症の分類

遺伝的要因と食生活などの一般的な生活習慣を背景とし、加齢や閉経により骨強度が低下して骨折が起こりやすくなった状態が**原発性骨粗鬆症** primary osteoporosis である。これら以外の要因、すなわち骨強度を低下させる他の疾患や、他の疾患・病態に対する治療、その他の特殊な状況などが直接の原因である場合が**続発性骨粗鬆症** secondary osteoporosis である。続発性骨粗鬆症はその直接の原因を除去または改善することができれば、骨粗鬆症も改善される可能性が高い。

中年期以降の原発性骨粗鬆症は大きく**閉経後骨粗鬆症** postmenopausal osteoporosis と**男性骨粗鬆症** male osteoporosis に分類されている。

なお、原発性骨粗鬆症にはこの他に、原因が解明されていない**特発性骨粗鬆症** idiopathic osteoporosis がある。これには、思春期に発症する若年性骨粗鬆症 juvenile osteoporosis と、20 〜 30 歳代女性に発症する妊娠後骨粗鬆症 postpregnancy osteoporosis が含まれる。

● 骨ミネラル化と骨石灰化

コラーゲンを中心とする骨の細胞外基質に、カルシウムとリンを中心とする**骨塩 / 骨ミネラル** bone mineral が沈着することを**骨ミネラル化** bone mineralization または**骨石灰化** bone calcification という。これは、骨芽細胞により合成された基質である類骨に沈着する一次ミネラル化 primary mineralization/ 一次石灰化 primary calcification（骨リモデリングサイクルの骨形成期で、約 17 週間）と、その後さらに年単位で緩徐な沈着が進行する二次ミネラル化 secondary mineralization/ 二次石灰化 secondary calcification とからなる（ただし、解剖学では「骨基質」にミネラル化した構造物も含めている）。

一般に、ミネラル化 mineralization とは必要な無機質が基質に定着することで、石灰化 calcification は単純にカルシウム塩が組織に沈着すること（カルシウム沈着 calcium deposition）であるが、骨や歯のような硬組織の場合はどちらの表現も用いられる。

なお、膠原病などの炎症性疾患において皮下組織などでみられる石灰沈着症 calcinosis は、骨へのミネラル沈着/カルシウム沈着とは異なる。

● 生理的架橋と非生理的架橋

コラーゲンの**生理的架橋** physiological crosslink は、コラーゲン2分子を結びつける**未熟[型]架橋** immature crosslink から3分子の結合である**成熟[型]架橋** mature crosslink（ピリジノリン架橋 pyridinoline crosslink／ピリジニウム架橋 pyridinium crosslink）へと進展することにより形成される。生理的架橋はリジルオキシダーゼにより触媒されるので、**酵素的架橋** enzymatic crosslink ともいう。

一方、**非生理的架橋** nonphysiological crosslink は、酸化・糖化反応によりペントシジンなどの**終末糖化産物** advanced glycation end product: AGE が形成されるため、**非酵素的架橋** nonenzymatic crosslink または **AGE架橋** AGE crosslink（ペントシジン架橋 pentosidine crosslink）ともいわれる。非生理的架橋は古いコラーゲンに多く生成される**老化[型]架橋** aged type crosslink である。

生理的架橋　＝酵素的架橋　…未熟型架橋→成熟型架橋（ピリジノリン架橋）
非生理的架橋＝非酵素的架橋＝老化型架橋＝AGE架橋（ペントシジン架橋）

● 骨量と骨密度

骨は骨基質 bone matrix（コラーゲンなど）と骨塩／骨ミネラル bone mineral（＝リン酸カルシウムの結晶）から成る（ただし、解剖学では「骨基質」にミネラル化した構造物も含めている）。**骨量** bone mass は本来それらの総和の重量を意味するが、臨床で非侵襲的に骨基質を測定することは困難なので、測定が容易な骨塩量 bone mineral content: BMC のみを測定し、その密度を求める。これを一般に**骨密度** bone mineral density: BMD（または bone density）と呼んでいる。DXAでは骨塩量を測定部位の面積で割った面積骨密度 areal BMD（2次元骨密度）、QCTやpQCTでは測定部位の体積で割った体積骨密度 volumetric BMD（3次元骨密度）が測定できる。

なお、定量的超音波[測定]法 quantitative ultrasound [sonography]: QUS では超音波伝播速度 speed of sound: SOS などの指標が得られる。一般に**骨量測定** bone mass measurement というときは骨密度測定と超音波骨評価指標（SOSなど）測定の両方を指すことが多いが、QUSは正確には超

音波による**骨評価** bone assessment である。

● 骨量減少とオステオペニア

骨量が減少した結果が**低骨量** low bone mass であり、**骨量減少**という言葉も同義である。

オステオペニア osteopenia は骨密度が基準の値を超えて低下した状態で、WHO（世界保健機関）の診断カテゴリーでは骨密度が「−2.5＜Tスコア＜−1」の場合とされ、「正常」と「骨粗鬆症」の間の境界領域である。osteopenia の訳語として従来「オステオペニア」「骨減少(症)」「骨量減少」「骨量低下」「低骨量」などが用いられてきたが、本用語集では「オステオペニア」と「骨減少」を採用した。ただし、骨量減少 low bone mass も同義で用いられる。

● 脆弱性骨折と骨粗鬆症性骨折

脆弱性骨折は fragility fracture および insufficiency fracture の訳語として用いられる。fragility fracture は一般に立った姿勢またはそれ以下の高さからの転倒による骨折、一方 insufficiency fracture は骨強度の低下した骨に日常生活動作程度の負荷が繰り返し加わって起こる骨折とされるが、両者の異同については確立されていない。

骨粗鬆症が原因で発生する骨折を**骨粗鬆症性骨折** osteoporotic fracture という。脆弱性骨折の大部分は骨粗鬆症性骨折であると考えられるが、骨粗鬆症患者にみられる椎体骨折のすべてが脆弱性骨折とはいえないなど、両者の関係もまた確立されていない。WHO（世界保健機関）では「50歳以上の骨折例の集団的取扱い」において、骨密度低下と関連して椎体、大腿骨、前腕骨など特定の部位に発生する骨折を骨粗鬆症性骨折とすることを提唱している。

本用語集では脆弱性骨折の訳語を fragility fracture/insufficiency fracture とした。

● 椎体骨折と脊椎骨折

骨粗鬆症による脊椎の骨折では、椎体のみが骨折することがほとんどであるため、これを**椎体骨折** vertebral [body] fracture という。一方、若

壮年者の強い外力による**脊椎骨折** spinal fracture では、椎体とともに椎体以外の脊椎構成要素である椎弓、関節突起、棘突起なども損傷することがある。さらに、**脊髄損傷** spinal cord injury: SCI を併発する場合も多く、これは脊椎・脊髄損傷と総称される。

● 形態骨折と臨床骨折

　単純 X 線写真において一定の基準を満たす椎体の変形／圧潰が**形態骨折** morphometric fracture であるが、そのうち、疼痛などの臨床症状を伴う新規骨折を**臨床椎体骨折** clinical vertebral [body] fracture という。なお、単に臨床骨折 clinical fracture というと椎体以外の骨折も含まれる。

　個々の椎体の圧潰による変形（形態骨折）に対して、脊椎全体の変形は**脊柱変形** spinal deformity という。「脊椎変形」の語も用いられることがあるが、これには椎体変形 vertebral deformity（骨折）や変形性脊椎症における骨棘 osteophyte/spur などが含まれる可能性があるため、本用語集では採用しなかった。

● 既存骨折と新規骨折

　ある時点（臨床試験の場合は登録または治療開始時、一般臨床では通常、初回判定時）の観察で判定された骨折を、その時点での**既存骨折** prevalent fracture といい、経過観察中のある時点の観察で判定された骨折のうち、前回の観察では認められなかったものを、**新規骨折** incident fracture という。新規骨折のうち椎体変形の程度が増強した場合を**増悪** worsening として区別する場合もある。

● 脊柱変形の分類

　骨粗鬆症などによる脊柱変形 spinal deformity について、その部位や形状により以下の 4 分類が提唱されている。中部胸椎に後弯が目立つ円背、それを代償するための腰椎の前弯が目立つ凹円背、上位腰椎に限局した後弯がその上下の前弯を伴う亀背、脊柱全体が後弯を呈する全後弯である（佐藤光三．整形災害外科 1985;28:679、骨・関節・靱帯 1989;2:1451、脊柱脊髄 1991;4:713）。

　これらのうち臨床でよく用いられるのは**円背** hump back/round back と

亀背 gibbus であるが、この両者は特に区別せずに[脊柱]後弯[症] kyphosis と同義で用いられることもある。

● 大腿骨近位部骨折と大腿骨頚部骨折

　大腿骨近位部骨折 hip fracture は大腿骨頚部骨折 femoral neck fracture と大腿骨転子部骨折 trochanteric [femur] fracture を併せたもの(口絵参照)。かつては、この大腿骨近位部の骨折全体が大腿骨頚部骨折とされ、頚部内側骨折(現在の頚部骨折に相当)と頚部外側骨折(現在の転子部骨折に相当)とに分けられていた。

〔旧分類〕　　　　　　　　〔新分類〕
大腿骨頚部骨折　　　→　大腿骨近位部骨折
　大腿骨頚部内側骨折　→　　大腿骨頚部骨折
　大腿骨頚部外側骨折　→　　大腿骨転子部骨折

● 不完全骨折と不顕性骨折

　骨の生理的連続性が完全に失われた完全骨折 complete fracture に対して、不完全骨折 incomplete fracture は骨の連続性が部分的に失われたもの。亀裂骨折 fissure fracture や小児に多い若木骨折 greenstick fracture なども含まれる。

　不顕性骨折 occult fracture は単純X線像で明らかではなく、MRIなどで骨傷(骨折)の存在が示されるもの。大腿骨近位部、脛骨近位部、上腕骨大結節などでみられる。

овой
資料編

● 骨粗鬆症関連治療薬

カルシウム薬 calcium preparation
   L-アスパラギン酸カルシウム水和物 calcium L-aspartate hydrate
   リン酸水素カルシウム水和物 dibasic calcium phosphate hydrate
女性ホルモン薬 female sex hormone preparation
   エストリオール estriol
   結合型エストロゲン conjugated estrogens
   エストラジオール estradiol
活性型ビタミン D_3 薬および誘導体 active vitamin D_3 preparation and its derivative
   アルファカルシドール alfacalcidol
   カルシトリオール calcitriol
   エルデカルシトール eldecalcitol
ビタミン K_2 薬 vitamin K_2 preparation
   メナテトレノン menatetrenone
ビスホスホネート薬 bisphosphonate: BP
   エチドロン酸二ナトリウム《エチドロネート》etidronate disodium
   アレンドロン酸ナトリウム水和物《アレンドロネート》alendronate sodium hydrate
   リセドロン酸ナトリウム水和物《リセドロネート》sodium risedronate hydrate
   ミノドロン酸水和物 minodronic acid hydrate
   イバンドロン酸ナトリウム水和物《イバンドロネート》ibandronate sodium hydrate
   ゾレドロン酸水和物 zoledronic acid hydrate
選択的エストロゲン受容体モジュレーター selective estrogen receptor modulator: SERM
   ラロキシフェン塩酸塩 raloxifene hydrochloride
   バゼドキシフェン酢酸塩 bazedoxifene acetate
カルシトニン薬 calcitonin preparation
   エルカトニン elcatonin

カルシトニン(サケ)　calcitonin (salmon)
副甲状腺ホルモン薬　parathyroid hormone preparation
　テリパラチド(遺伝子組換え)　teriparatide (genetical recombination)
　テリパラチド酢酸塩　teriparatide acetate
抗RANKLモノクローナル抗体薬　anti-RANKL monoclonal antibody preparation
　デノスマブ(遺伝子組換え)　denosumab (genetical recombination)
その他
　イプリフラボン　ipriflavone
　ナンドロロンデカン酸エステル　nandrolone decanoate

　　　　　　　　　　　　　　　　　　　保険適用外のものを含む。
　　　　　　　　　　　　　　( )とその中は一般名の一部。《 》内は慣用名。
　　　　　　　　　　　　　英語は本邦での添付文書に記載された薬物一般名。

● 骨代謝マーカー

骨形成マーカー　bone formation marker
　オステオカルシン　osteocalcin: OC
　アルカリホスファターゼ　alkaline phosphatase: ALP
　骨型アルカリホスファターゼ　bone[-specific] alkaline phosphatase: BAP
　I型プロコラーゲン-N-プロペプチド　type I procollagen-N-propeptide: P1NP
　I型プロコラーゲン-C-プロペプチド　type I procollagen-C-propeptide: P1CP
骨吸収マーカー　bone resorption marker
　ヒドロキシプロリン　hydroxyproline: HYP
　ピリジノリン　pyridinoline: PYD
　デオキシピリジノリン　deoxypyridinoline: DPD
　I型コラーゲン架橋N-テロペプチド　type I collagen cross-linked N-telopeptide: NTX

Ⅰ型コラーゲン架橋C-テロペプチド type I collagen cross-linked C-telopeptide: CTX
Ⅰ型コラーゲン-C-テロペプチド type I collagen-C-telopeptide: 1CTP
酸ホスファターゼ acid phosphatase: ACP
酒石酸抵抗性酸ホスファターゼ tartrate-resistant acid phosphatase: TRACP
酒石酸抵抗性酸ホスファターゼ5b tartrate-resistant acid phosphatase 5b: TRACP-5b

骨マトリックス(基質)関連マーカー bone matrix-related marker
　低カルボキシル化オステオカルシン undercarboxylated osteocalcin: ucOC
　ペントシジン pentosidine
　ホモシステイン homocysteine: HCY

保険適用外、および研究段階のものを含む。
略語は日本骨粗鬆症学会骨代謝マーカー検討委員会による。

骨粗鬆症標準用語集
2014 年 5 月 30 日　第 1 版発行

編　集　一般社団法人 日本骨粗鬆症学会

発　行　**ライフサイエンス出版株式会社**
　　　　〒103-0024　東京都中央区日本橋小舟町 8-1
　　　　TEL 03-3664-7915（編集）　03-3664-7900（販売）
　　　　http://www.lifescience.co.jp/

印刷・製本　三報社印刷株式会社

Ⓒ Japan Osteoporosis Society, 2014
ISBN 978-4-89775-325-6

[JCOPY]〈（社）出版者著作権管理機構 委託出版物〉

本書の無断複写は著作権法上での例外を除き禁じられています。複写される場合は，そのつど事前に，（社）出版者著作権管理機構（電話 03-3513-6969，FAX 03-3513-6979，e-mail : info@jcopy.or.jp）の許諾を得てください。